Cómo construir la autodisciplina para el ejercicio

Técnicas y estrategias prácticas para desarrollar el hábito del ejercicio de por vida

Por Martin Meadows

1

Suscríbete a mi boletín informativo

Me gustaría seguir en contacto contigo. Suscríbete a mi boletín y podrás escuchar acerca de mis nuevos lanzamientos, recibirás artículos gratuitos, podrás participar en sorteos y recibirás otros correos electrónicos valiosos creados por mí.

Aquí está el enlace para suscribirte:

http://www.profoundselfimprovement.com/boletin

Tabla de contenidos

Prólogo

Imagina que existe una píldora que mejora tu capacidad para resistir las tentaciones y perseverar. Ahora tu vida es mucho mejor porque es muy fácil alcanzar tus metas. La píldora también te ofrece otros beneficios como:

- una significativa disminución del estrés percibido y la angustia emocional,

- menor consumo de tabaco, alcohol y cafeína,

- un incremento en la alimentación saludable,

- una mejora del control emocional,

- mejor cumplimiento de los compromisos asumidos y de las tareas domésticas,

- un aumento en la supervisión de tus gastos,

- una mejora en los hábitos de estudio.

Además, no tiene efectos secundarios y está ampliamente disponible en todas partes de forma gratuita, o a un precio muy bajo. ¿Cuántas píldoras te gustaría ordenar hoy si tal píldora existiera?

De hecho, sí existe, aunque no es en forma de píldora. Se llama *ejercicio*. Todos los beneficios mencionados arriba provienen de un estudio australiano llevado a cabo en 2006 entre 24 personas de 18 y 50 años que no se ejercitaban y que comenzaron a hacer ejercicio por un período de dos meses (solo una vez por semana durante el primer mes, y tres veces a la semana durante el segundo mes)[1]. Este es solo uno de los cientos, si no es que miles, de estudios que exploran los efectos positivos del ejercicio.

No hay duda de que la actividad física regular no solo es una opción; es una necesidad, tanto para tu mente como para tu cuerpo.

La píldora que mencionamos se convertiría instantáneamente en un éxito de ventas en todo el mundo. Desafortunadamente, el ejercicio no vende igual de bien. La Encuesta Nacional de Entrevistas de Salud de los Estados Unidos de 2014 (NHIS, por sus siglas en inglés), refleja un pésimo panorama. Entre los adultos mayores de 18 años, el 30.2% de los estadounidenses se consideran inactivos con respecto a las pautas de actividad aeróbica, y el 19.8% de ellos no son lo suficientemente activos[2].

Además, solo el 3.2% cumplió con las pautas totales de fortalecimiento muscular; el 28.5% cumplió con las pautas totales de actividad aeróbica, y solo el 21.4% cumplió con las pautas totales tanto de actividad aeróbica como de fortalecimiento muscular.

De acuerdo con un estudio realizado en 2009[3], la segunda barrera más común en la formación de un hábito de ejercicio (después de la falta de apoyo) es la falta de voluntad. Aquí radica la dificultad al promocionar el ejercicio – algo que toma tiempo y esfuerzo – en comparación con una píldora que genera resultados instantáneos.

Afortunadamente, aunque no existe una píldora mágica, sí existe el ejercicio. Además, tampoco es tan difícil introducirlo a tu vida como para tener que esperar a que aparezca la píldora. Lo único que necesitas son técnicas y estrategias prácticas comprobadas para formarte el hábito del ejercicio.

Como autor de libros como *Cómo construir la autodisciplina: resiste tentaciones y alcanza tus metas a largo plazo* y *Autodisciplina diaria: Hábitos cotidianos y ejercicios para construir la autodisciplina y alcanzar tus metas*, la autodisciplina es mi principal área de especialización.

Quiero ayudarte a romper las barreras más comunes para lograr que el ejercicio sea parte de tu vida y finalmente desarrollar un hábito permanente para que puedas sentirte más saludable, más vibrante, alegre, y que disfrutes de los demás beneficios que proporciona el ejercicio físico regular.

En las siguientes páginas aprenderás:

- cómo motivarte para hacer ejercicio. Vamos a profundizar en tres diferentes tipos de motivación, dos tipos opuestos de motivación adicionales, y cómo pueden ayudarte a ser más activo. También analizaremos estrategias prácticas para manejar la postergación;

- cómo encontrar tiempo para ejercitarte, lo cual es un motivo común por el que las personas son inactivas. Aprenderás sobre el horrible compromiso que estás haciendo al no ejercitarte debido a la falta de tiempo. También aprenderás cuándo ejercitarte, así como diversas maneras poco obvias de encontrar más tiempo para hacer ejercicio;

- cómo permanecer motivado para ejercitarte. A menudo es fácil empezar, pero es difícil continuar. Aprenderás una gran variedad de maneras para mejorar tu motivación, cómo tomar un descanso sin destruir tu hábito de ejercicio, además de descubrir cómo prevenir lesiones, reducir el dolor y mejorar la recuperación para que no puedas poner pretextos debido a dolor;

- cómo disfrutar del ejercicio. Los consejos sobre cómo disfrutar del ejercicio están esparcidos por todo el libro, pero en este capítulo nos centraremos completamente en uno de los consejos más simples (y más eficaces), que probablemente transformará completamente tu actitud hacia el ejercicio (si siempre has tenido problemas manteniendo un hábito regular de ejercicio, es posible que seas víctima de este enfoque negativo que a menudo es elogiado en muchos gimnasios);

- cómo lidiar con otras cuestiones relacionadas con el ejercicio, como tratar con otras personas, manejar tus expectativas relacionadas con la actividad física, y lidiar con la incomodidad, la autocrítica y la incomodidad al acudir al gimnasio por primera vez o al intentar practicar un deporte nuevo.

Si no te has ejercitado por mucho tiempo, lo más probable es que hayas empezado a creer que el ejercicio no es para ti o que no eres lo suficientemente fuerte – ya sea mental o físicamente – como para poner en práctica los conocimientos de este libro.

Afortunadamente, esto no podría estar más lejos de la verdad, y existen formas sencillas – aunque no siempre fáciles – de arreglar esta actitud. Al combinar y llevar a cabo los consejos compartidos en los seis capítulos de este libro, apoyados por más de 80 referencias a estudios científicos y expertos confiables, obtendrás ayuda para formar un nuevo hábito y realizar uno de los cambios más importantes que harás en tu vida.

Vamos a embarcarnos en este viaje para aprender cómo lograrlo.

Capítulo 1: Cómo motivarte para hacer ejercicio

Si eres como la mayoría de la gente que tiene dificultad para motivarse al ejercitarse, el saber que la actividad física es buena para ti no significa nada. Necesitas algo más para inspirarte a levantarte del sofá y activar tu cuerpo, pero no estás seguro de qué es.

De todos los desafíos relacionados con la formación de un hábito de ejercicio regular, comenzar es probablemente el más difícil. Por esta razón, este capítulo abarcará exactamente cómo superar la pereza o la renuencia y comenzar a hacer ejercicio.

Empezaremos por cubrir tres diferentes tipos de motivación y cómo estos pueden ayudarte a comenzar a ejercitarte. Además de analizarlos, hablaremos sobre las motivaciones "push" y "pull" es decir, de empuje y de atracción, y cómo la mayoría de la gente elige la "P" incorrecta y se da por vencida al enfrentar obstáculos.

Posteriormente, profundizaremos en una de las ideas más poderosas para motivarte a ejercitarte y continuar haciéndolo. Con este simple – aunque un poco incómodo – truco puedes encender una pasión interior que garantizará que te ejercitarás abundantemente.

Por último, pero no menos importante, pasaremos a la cuestión de la postergación y cómo finalmente lograr dejar de posponer el ejercicio. Es complicado comenzar a hacer ejercicio cuando tienes el hábito de dejar todo para más tarde. Aprenderás cómo hacer de la actividad física un comportamiento automatizado para que no tengas que ejercer tu fuerza de voluntad cada vez que necesites estar activo.

Sin más preámbulos, comencemos por analizar tres tipos de motivación: extrínseca, intrínseca, y prosocial.

Motivación extrínseca

La motivación extrínseca es un tipo común de motivación, pero no suele funcionar tan bien como la gente lo espera. Se relaciona con la motivación proveniente del resultado que deseas alcanzar[4]. Se basa en sucesos, centrándose en la recompensa al final del camino.

La competencia es un ejemplo de motivación extrínseca. Tú no compites solo por realizar la actividad (por ejemplo, jugar tenis), sino para ganar la competencia y recibir un trofeo.

La motivación extrínseca puede tratarse de recompensas o de castigos externos. En el ejemplo más clásico, un estudiante obtiene una buena calificación por su buen desempeño en un examen, y una mala calificación cuando falla.

Cuando se aplica al ejercicio, la motivación extrínseca basada en una recompensa puede tomar la forma de:

- tu peso (un número en la báscula puede ser sorprendentemente gratificante);

- la circunferencia de tu cintura;

- el estatus (el derecho a jactarse, incitar la envidia);

- llamar la atención de los demás (una persona que pierde peso para atraer a una posible pareja sexual);

- el "factor genial" (algo que está de moda – como el yoga – y quieres ser parte de ello).

La motivación extrínseca basada en castigos puede tomar la forma de:

- evitar enfermedades relacionadas con la obesidad y/o un estilo de vida sedentario;

- evitar ser humillado por tener sobrepeso;

- ceder a la presión de un familiar, amigo o colega;

- perder una oportunidad de trabajo;

- rendir cuentas (por ejemplo, una apuesta de $8,000 pesos/€400 por rebajar 'x' kilos).

Para la mayoría de las personas, la motivación extrínseca es la principal fuente de motivación para comenzar a hacer ejercicio. Quieren verse bien sin ropa, evitar la humillación de ser "ese" chico o chica, o bien, quieren impresionar a otros (digamos, en una reunión de ex compañeros de escuela).

Un buen ejemplo de motivación extrínseca es la responsabilidad o rendición de cuentas (analizada más adelante). Puede hacer maravillas para introducir un hábito regular de ejercicio cuando se diseña de la manera correcta.

Otras maneras de motivarte externamente, como lograr un estatus o evitar enfermedades, son menos efectivas. En el primer caso – hacer algo para ganar estatus – el primer obstáculo muy probablemente provocará que tu motivación desaparezca. En el segundo caso – evitar enfermedades – por lo general es muy difícil continuar visualizando los riesgos potenciales de no hacer ejercicio, a menos que hayas recibido una seria advertencia de tu médico. Desafortunadamente, la motivación extrínseca solo dura mientras la recompensa está presente o la amenaza del castigo es real. El momento en que alcanzas tu peso ideal suele ser el mismo momento en que pierdes la motivación para seguir haciendo ejercicio. Después de todo, ya has logrado tu meta.

Por otra parte, estudios demuestran que la motivación extrínseca generalmente es una escasa fuente de inspiración.

Un estudio acerca de los motivadores extrínsecos e intrínsecos realizado en 2005 muestra que la motivación extrínseca condujo a un desempeño laboral más pobre que la motivación intrínseca[5].

Otro análisis llevado a cabo en 2012 entre más de 200,000 empleados del sector público en Estados Unidos demostró que el uso del dinero como motivador era menos eficaz que el uso de una pasión o un desafío[6]. En este análisis, la motivación intrínseca fue tres veces mejor que la motivación extrínseca

Alternativamente, desde el punto de vista de la pérdida de peso, un estudio conducido en 2012 acerca de los incentivos financieros para la pérdida de peso ha demostrado que, los pequeños incentivos financieros por la pérdida de peso ($80 pesos/€4.00 por porcentaje de pérdida de peso inicial) no aumentaron la motivación, mientras que la motivación autónoma (tu propia voluntad de mejorar) fue asociada consistentemente con una mayor pérdida de peso[7].

¿Significa esto que la motivación extrínseca es inútil? No necesariamente. No puede mantenerse por sí misma, pero puede ser utilizada en adición a la motivación intrínseca y/o prosocial.

Si deseas utilizar la motivación extrínseca para inspirarte a seguir adelante, es mejor que te centres en las cosas que realmente te importan. Si estás obsesionado con los autos deportivos y te prometiste que comprarías un nuevo Porsche una vez que bajes 13 kg, este tipo de motivación extrínseca será más poderosa que el comprar un coche nuevo solo porque crees que impresionarás a alguien con él. Sin embargo, debes utilizar este tipo de motivación como un motivador adicional, no como el único.

Motivación intrínseca

Si la motivación extrínseca se trata de los factores externos que no puedes controlar, la motivación intrínseca se trata de aquello que está en tu interior. Es decir, el deseo de buscar nuevos retos, superarte, obtener más conocimientos, o evaluar tus habilidades[8].

La motivación intrínseca es duradera y lo más probable es que no desaparezca cuando enfrentes desafíos insuperables. También es autosuficiente, lo que significa que nada en tu exterior que la afecta.

Algunos de los motivadores intrínsecos más comunes incluyen:

- el deseo de superarte (por ejemplo, aprender una nueva habilidad, sentirte más fuerte);

- disfrutar la acción (por ejemplo, la emoción al correr o jugar tenis);

- el desafío o la evaluación de tus capacidades (por ejemplo, el ascenso de una ruta de escalada difícil);

- autoexpresión y creatividad (por ejemplo, dibujar, crear música).

Es fácil encontrar motivadores extrínsecos (lucir mejor, ganar más dinero, conseguir estatus), mientras que la motivación intrínseca es menos tangible y más difícil de describir y cuantificar.

17

Sin embargo, al final de cuentas, es como la diferencia entre sentirte seguro de ti mismo en un auto caro y sentirte seguro de ti al creer en ti mismo. Un coche caro puede ayudarte a sentirte más seguro, pero es un factor externo que te podría ser arrebatado, llevándose consigo todas sus ventajas como la mejora de la confianza en ti mismo.

Si deseas maximizar tus posibilidades de formar un hábito regular de ejercicio, es necesario que tengas al menos un poderoso motivador intrínseco.

La manera más sencilla de encontrar este motivador es encontrar una actividad física que disfrutes hacer. La mayoría de las personas que tienen dificultades para empezar a ejercitarse se obligan a ir al gimnasio o a asistir a clases de acondicionamiento físico que odian. Lo que están haciendo es totalmente opuesto a la motivación intrínseca.

La introducción de un hábito de actividad física regular comienza con la búsqueda de actividades que disfrutas practicar, incluso si no te dan ninguna recompensa externa como una mejor apariencia.

Para fortalecer aún más tu motivación intrínseca, considera la posibilidad de elegir una actividad física que te enseñará una nueva y desafiante habilidad. Combinarás tu disfrute de la actividad con el deseo de mejorar y desafiarte a ti mismo, logrando una fuerte mezcla de motivadores intrínsecos.

Por ejemplo, el deporte de mi elección es escalar. Este tipo de actividad física no es solo por diversión (lo cual es suficiente para alimentar mi motivación para ejercitarme con regularidad), sino que también me obligó a aprender una nueva forma de mover mi cuerpo, expresando mi estilo individual a través de la escalada. Siempre me desafío a mí mismo al probar rutas cada vez más difíciles.

Es un desafío físico y mental que resulta perfecto para una motivación duradera. Los beneficios adicionales – un mejor físico y más fortaleza – son solo algunas de las ventajas, pero no son los objetivos finales.

Ahora piensa en tu clase regular de ejercicios de 60 minutos con ejercicios que odias, y dime si encuentras un mínimo de motivación intrínseca ahí.

Mientras que la escalada puede no ser de tu elección, trata de encontrar algo que puedas disfrutar de igual forma o aún más.

En 1997, investigadores de la Universidad de Rochester y de la Universidad de Southern Utah realizaron un estudio sobre la motivación intrínseca y la adherencia al ejercicio[9]. Un grupo de participantes tomó parte en clases de Tae Kwon Do, mientras que el otro grupo asistió a clases de aeróbics.

El primer grupo se adhirió a su rutina de acondicionamiento físico mejor que el segundo grupo. Ellos se centraron en el disfrute, la competencia y la interacción social: los tres son motivadores intrínsecos comunes para el ejercicio.

Como señalaron los investigadores, "a pesar del hecho de que las personas principalmente citan motivos extrínsecos para hacer ejercicio, la motivación intrínseca sigue siendo un factor crítico en la actividad física continua".

Las implicaciones del estudio son claras y respaldan el consejo compartido previamente. En las palabras de los científicos, "dado que el disfrute de la sesión predice la asistencia y adherencia a la misma, hacer que el ejercicio o la actividad física sean más intrínsecamente motivadores (es decir, divertidos, personalmente desafiantes) podría ser una ruta viable para mejorar la persistencia".

Motivación prosocial

La motivación prosocial es el último tipo de motivación, y generalmente se deja de lado cuando la gente analiza los tipos de motivación.

El profesor Adam Grant, autor de *Dar y recibir: Un enfoque revolucionario para conseguir el éxito*[10], describe este tipo de motivación como "un deseo de beneficiar a otras personas y grupos"[11]. Ni la motivación extrínseca ni la motivación intrínseca abarcan completamente la idea de hacer algo por el deseo de ayudar a los demás, así que la motivación prosocial es un tercer tipo de motivación.

De todos los tipos de motivación, la motivación prosocial suele ser la más fuerte. ¿Te imaginas a alguien sacrificándose para verse bien ante los ojos de los demás o porque quiere expresarse? ¿Qué decir de una madre que sacrifica su vida por sus hijos?

La motivación prosocial puede tomar la forma de:

- ayudar a alguien a mejorar sus circunstancias (un marido que cuida de su salud para poder seguirle el ritmo a su activa esposa y participar en sus deportes favoritos);

- ayudar a alguien a evitar el dolor o el sufrimiento (un abuelo que se ejercita para reducir el riesgo de un derrame cerebral con el fin de que sus nietos no sufran debido a su muerte prematura);

- hacer algo para apoyar una determinada causa (correr un maratón para recaudar dinero para apoyar a un hospicio).

Si bien no es necesario tener una motivación prosocial para introducir el hábito del ejercicio regular, la motivación prosocial por sí sola puede ser suficiente para adherirte a tus hábitos para siempre.

Un fumador de toda la vida puede dejar de fumar de un día a otro – sin ningún otro motivador – cuando su hija le dice que quiere que esté presente – y no tres metros bajo tierra – para acompañarla al altar.

A pesar de que es para otras personas, ten en cuenta este tipo de motivación no se basa en la presión: se trata de tu deseo genuino de ayudar a alguien, y no para evitar la aflicción de ser presionado por los demás. Un marido que intenta dejar de fumar porque su esposa lo reprende todos los días no se está beneficiando de la motivación prosocial. Un marido que quiere dejar de fumar porque ama a su esposa y quiere estar con ella por mucho tiempo sí lo está.

Al intentar introducir una mayor actividad física en tu vida, considera quién más podría beneficiarse de este cambio en tu vida. Mantén a esta persona en mente cuando estés tentado a renunciar o a ceder a la pereza. Preocuparte por alguien o algo (una causa determinada) hasta el punto en que es más importante que tú mismo, es un poderoso motivador.

"Push" y "pull"

La motivación también puede desglosarse en la motivación "push" (de empuje) y la motivación "pull" (de atracción).

La motivación "push" consiste en empujarte a alcanzar una cierta meta, mientras que la motivación "pull" consiste en sentirte atraído hacia algo que deseas a tal grado que no puedes sino seguir

23

trabajando para lograr tus metas, sin importar nada más[12].

En este sentido, la motivación de empuje depende de tu fuerza de voluntad, ya que solo es tan fuerte como lo es tu voluntad para lograr la meta. En el caso de la motivación de atracción, la fuerza de voluntad ni siquiera entra en juego, simplemente te sientes tan atraído hacia lo que deseas que no te detienes hasta conseguirlo.

Me tomó cerca de seis años de iniciar varios negocios el poder desarrollar un sentido de lo que son los negocios y finalmente levantar una empresa exitosa (y otra, y otra, y otra). Lo que me motivó no fue el empuje sino la sola atracción, el deseo de convertirme en un experto empresario en todo el sentido de la palabra. Sin importar los obstáculos, problemas y otros inconvenientes relacionados con el sube y baja empresarial, nunca consideré abandonar los negocios, ni siquiera una sola vez.

¿Cómo puedes desarrollar una motivación igual de poderosa para el ejercicio? Esa es una pregunta que no puedo responder por ti, porque se trata de algo único que depende de tus circunstancias y tu personalidad. En mi caso, la fascinante vida empresarial siempre me ha atraído desde que era un niño. Este es un claro ejemplo de una motivación "pull".

Experimenté lo mismo en un momento posterior en mi vida cuando fui introducido por primera vez a la escalada en interiores. Ni siquiera tuve que empujarme a mejorar e ir al gimnasio tres o cuatro veces a la semana, sino que la actividad me atrajo de forma inmediata como una obsesión.

¿A que actividad deportiva te has sentido atraído siempre, pero nunca la has considerado seriamente? ¿Acaso te atrae la belleza del tango argentino? ¿O los movimientos suaves y controlados de un escalador? ¿La poderosa batalla mental de un corredor de maratones y la subsecuente e insuperable sensación de triunfo?

Piensa en las cosas que te atraen y qué tipos de actividad física te conducen ahí. No te empujes a convertirte en una persona físicamente activa; en cambio, deja que la actividad física te atraiga por lo que representa, por el estilo de vida asociado a ella o por el concepto detrás de ella (como aprender a desencadenar tu sensualidad al bailar, o dar una mirada introspectiva al hacer yoga).

Ten en cuenta que la distinción empuje/atracción es ligeramente diferente a la motivación extrínseca e intrínseca: no es necesariamente algo que haces porque te gusta, pero es una meta tan seductora que no puedes evitar perseguirla.

Hazte responsable desde el principio

La responsabilidad o rendición de cuentas es una de las formas de motivación extrínseca más poderosas. Mientras que la motivación intrínseca siempre te llevará más lejos y con menos problemas, fortalecerla al hacerte responsable es una excelente idea para hacer el cambio aún más fácil, sobre todo si has estado viviendo un estilo de vida sedentario durante mucho tiempo.

La forma más fácil de hacerte responsable desde el principio es establecer riesgos financieros. Hay sitios que pueden ayudarte a adherirte a tus resoluciones como www.stickK.com. También puedes dar un cheque o dinero en efectivo a un amigo y dejar que lo gaste, o enviarlo a una caridad o una organización que no apoyas (de forma que haya un incentivo aún mayor para no fracasar) si no mantienes tu promesa.

Sé específico sobre lo que deseas lograr y a qué plazo. Esta idea solo funciona si no hay manera de renegociar el contrato, así que, o logras el objetivo o pierdes el dinero. La incomodidad de perderlo una vez fortalecerá tu determinación la próxima vez que estés tentado a rendirte de nuevo.

Otra manera de hacerte responsable desde el principio es comenzar a hacer ejercicio con un amigo.

Un estudio realizado por Brandon C. Irwin y sus colegas en la Universidad Estatal de Michigan demostró que ejercitarse con un compañero mejora el desempeño en ejercicios aeróbicos debido al efecto Köhler, un fenómeno que ocurre cuando una persona trabaja más duro cuando es miembro de un grupo que cuando trabaja solo[13].

Sin embargo, cuando eliges hacer ejercicio con un compañero que tiene un nivel similar al tuyo en términos de actividad física, existe el riesgo de que acepten mutuamente sus excusas para no hacer ejercicio.

Por esta razón, busca a un compañero de ejercicio más exigente, preferentemente alguien con una rutina de acondicionamiento físico ya desarrollada que te impulsará a ejercitarte. Un estudio realizado en 2012 sugiere que el trabajo con un compañero ligeramente superior hace que los individuos sean más persistentes[14], así que, para obtener mejores resultados, encuentra a alguien ligeramente más atlético para ayudarte a mantener tu nuevo hábito.

Cómo lidiar con la postergación y superarla

Postergar la actividad física es un comportamiento típico entre las personas que no tienen un hábito regular de ejercicio.

Existen tres razones comunes para la postergación:

1. No esperas con entusiasmo el momento de hacer ejercicio porque no te gusta.

De las tres razones más comunes para posponer el ejercicio, esta es la más fácil de solucionar. Al igual que algunas personas encuentran docenas de otras cosas que hacer cuando se supone deberían estar estudiando para un examen aburrido, algunas personas encuentran algo más que hacer cuando se supone que deberían hacer ejercicio.

Este es un buen ejemplo de la falta de motivación intrínseca (no obtener un disfrute del ejercicio). Si recientemente comenzaste a practicar un nuevo deporte, pero rara vez estás motivado para hacerlo, lo más probable es que no sea el tipo de actividad física adecuada para ti.

El tipo de ejercicio adecuado debe atraerte y, preferentemente, hacer que te obsesiones con él desde el principio. Si lo estás llevando a cabo por la tarde o por la noche, no debería convertirse en algo que te provoque ansiedad al sumarse a tu lista de pendientes. Debe ser algo que esperes con entusiasmo y que te haga sentir que no puedas esperar a que llegue el momento de hacerlo.

En cierto sentido, la postergación puede ser una herramienta útil para ayudarte a determinar lo que te funciona y lo que no. Si siempre postergas el momento de estudiar, tal vez estás estudiando las materias equivocadas. Si siempre postergas la escritura de un ensayo y la reemplazas con, por ejemplo, la programación, tal vez es tu subconsciente que te está diciendo que tu fortaleza reside en la programación, y que la escritura de ensayos es una distracción.

Nunca solucionarás el problema de la postergación si no encuentras el tipo de ejercicio que realmente se sienta como el *correcto*. Como he mencionado anteriormente, la idea de disfrutar del ejercicio es uno de los conceptos más importantes para introducir un hábito regular de actividad física. Hablaremos de ello con mayor detalle en un capítulo posterior. Ahí es donde aprenderás cómo vencer la postergación si es por esta razón.

2. El ejercicio no es algo automático en ti.

Incluso cuando sabes que el ejercicio te beneficia y que te sentirás muy bien durante y después de su realización, puedes terminar postergándolo.

Generalmente la razón de este comportamiento es que no se trata de uno de tus comportamientos automáticos y, por lo tanto, necesitas ejercer tu fuerza de voluntad para comenzar. Dado que el nivel de tu fuerza de voluntad varía, es fácil postergar las cosas, incluso cuando se trata del ejercicio que te gusta.

El problema subyacente aquí no es la actividad en sí misma sino prepararte para realizarla: colocarte la ropa o equipo deportivo, conducir al gimnasio, o cargar tu lista de reproducción para una sesión de trote.

La solución es simple: necesitas hacer que el ejercicio se sienta tan automático como cepillarte los dientes o tomar una ducha durante tu rutina matutina. Sin importar tu nivel de fuerza de voluntad, estas actividades no se te dificultan porque son una parte de tu rutina automatizada, ¿verdad?

De acuerdo con Charles Duhigg, autor de *El poder de los hábitos: por qué hacemos lo que hacemos en la vida y en la empresa*[15], un hábito consta de tres elementos: señal (desencadenante), acción y recompensa.

James Clear, escritor e investigador de psicología del comportamiento, formación de hábitos y mejoramiento del desempeño, lo llama las 3 Rs de la formación de hábitos: recordatorio (señal o desencadenante), rutina (acción), y recompensa[16].

En el caso del ejercicio, la señal sería ver los zapatos deportivos junto a la cama por la mañana, la acción sería colocárselos y salir a correr, y la recompensa sería la descarga de endorfinas. Cuando se estructura correctamente, es un mecanismo de autorrefuerzo que hace del hábito algo cada vez más automatizado hasta que se vuelve tan natural como cepillarse los dientes en la mañana.

Se necesita de la práctica constante para desarrollar un hábito, pero una vez que forme parte de tu rutina diaria ya no sufrirás de problemas relacionados con la postergación. Escoge una señal que siempre sea la misma y que siempre sea seguida de una acción específica que será reforzada con una recompensa específica.

Algunas buenas señales para tener en cuenta son:

- una hora específica en un día específico. Por ejemplo, yo voy a nadar los martes o jueves a las 7 de la mañana. Después de seguir tal rutina durante varias semanas o meses, no puedes evitar empezar a hacerlo por costumbre.

- un recordatorio en tu teléfono (idealmente con un sonido distintivo o una canción). Yo solía poner una canción específica y hacer flexiones mientras la escuchaba. Hasta el día de hoy todavía asocio la canción con las flexiones.

- un comportamiento existente. Por ejemplo, si meditas en la mañana te puede servir como una señal para ejercitarte justo después de terminar tu sesión de meditación.

Al comenzar con un nuevo hábito de ejercicio, comienza en pequeño. No es necesario empezar por introducir el hábito de correr 60 minutos diariamente. Incluso correr cinco minutos por el vecindario es suficiente para crear un nuevo comportamiento automático. De hecho, es mejor comenzar tan pequeño como sea posible para que haya muy poca renuencia (si es que la hay). En palabras de Leo Babauta, blogger en ZenHabits.net, "hazlo tan fácil que no puedas decir que no"[17].

Lo importante no es la acción en sí misma, sino la creación del hábito de autorrefuerzo. Si ya tienes el hábito de hacer ejercicio un minuto al día, será mucho más fácil convertirlo en 2, 5 o 10 minutos, que empezar de inmediato un nuevo hábito de hacer ejercicio durante 10 minutos.

Por último, no te olvides de una recompensa adecuada. Un bocadillo poco saludable después del ejercicio no es una buena idea, ya que no te ayudará a alcanzar tu objetivo final de mejorar tu salud.

Afortunadamente, si eliges el tipo de ejercicio adecuado para ti, la sensación de disfrute será la única recompensa que necesitarás. Como alternativa, recompénsate con una comida saludable, una siesta, un masaje, una noche fuera con tus amigos; cualquier cosa que te haga sentir bien sin arruinar tu progreso de acondicionamiento físico.

3. Estás acostumbrado a un estilo de vida sedentario.

Si has estado llevando un estilo de vida sedentario durante gran parte de tu vida, no esperes convertirte en una máquina de ejercicio en una semana. Comienza tan pequeño como sea posible y trabaja en eliminar la renuencia al ejercicio.

Las opciones simples para moverte un poco más durante el día (usar las escaleras en lugar del ascensor, no conducir si puedes llegar caminando en 5-10 minutos) pueden reactivar tu voluntad de ser más activo. No programes estos "ejercicios". Simplemente reemplaza tus comportamientos existentes con cambios menos convenientes, aunque manejables, para introducir más actividad física a tu vida.

No esperes no sentir renuencia al ejercicio si han pasado meses o años desde que te ejercitaste por última vez, de la misma forma que no deberías esperar poder hacer 10 flexiones si no has hecho una sola en tu vida.

Comienza lentamente y deja que la renuencia se derrita poco a poco cada día hasta que ya no te resulte difícil introducir un hábito deliberado de ejercicio. Si apresuras las cosas, solo aumentarás el riesgo de una lesión o sentirte dolorido y la subsecuente asociación negativa con el ejercicio.

COMO MOTIVARTE PARA HACER EJERCICIO: BREVE RESUMEN

1. La motivación extrínseca se centra en recompensas y castigos. Puede tomar la forma de lograr un peso o circunferencia de cintura específicos, atraer a una pareja sexual, evitar enfermedades, evitar la presión de otros, o incluso una apuesta financiera.

Para la mayoría de las personas, la motivación extrínseca no es suficiente para ayudar a introducir un hábito regular de ejercicio. Sin embargo, puede ser una valiosa adición a un conjunto de fuertes motivadores intrínsecos y/o prosociales.

2. La motivación intrínseca se centra en lo que hay dentro de ti. En este sentido, es autosuficiente ya que nada la controla, sino tú. La motivación intrínseca puede tomar la forma de un deseo de mejorar, disfrutar, o desafiarte a ti mismo. También puede centrarse en el autoanálisis o la autoexpresión.

La motivación intrínseca es el combustible principal que puedes utilizar para introducir un hábito de ejercicio. Comienza por seleccionar una actividad que realmente disfrutas y que llevarías a cabo aun si no estuviera asociada a otras recompensas, como una mejor apariencia, más estatus, etc.

3. La motivación prosocial se centra en el deseo de ayudar a los demás. Tienes el deseo de hacer algo para mejorar la vida de otra persona, ayudar a alguien a evitar el dolor, o apoyar una causa en la que crees. Por lo general, esta es la fuente más fuerte y duradera de motivación que te impulsará sin importar las circunstancias.

Para encontrar tus propios motivadores prosociales, piensa en las personas cercanas a ti que se beneficiarían de tu cambio (por ejemplo, tus hijos podrán disfrutar de más actividad física en tu compañía y, en consecuencia, crecerán y se convertirán en adultos saludables y activos). Piensa en esa persona que es tu "por qué" cada vez que estés tentado a rendirte. Cuando ya no se trata de ti, sino principalmente de otra persona, es más fácil apegarte a tus nuevas resoluciones.

4. Puedes empujarte hacia un objetivo específico o dejar que te atraiga. La motivación "push" o de empuje generalmente es más débil porque depende de

tu fuerza de voluntad, y en el momento en que se agota tu motivación desaparece también. La motivación "pull" o de atracción es mejor, porque en vez de ejercer tu fuerza de voluntad para alcanzar una meta tú dejas que la meta te atraiga.

En lo que respecta al ejercicio, puedes beneficiarte de la motivación de atracción al descubrir un tipo de actividad física que represente algo que te seduce. Puede tratarse de un cierto proceso, el concepto detrás de ella, o un estilo de vida asociado con ella.

5. La responsabilidad o rendición de cuentas es un ejemplo de un tipo muy efectivo de motivación extrínseca. Si bien no es totalmente necesaria para ayudarte a alcanzar tus metas, es una adición valiosa para las personas con una débil resolución. Dos tipos de responsabilidad que puedes introducir en tu vida son: establecer un riesgo financiero y tener un compañero de ejercicio.

En el primer caso, el temor de perder dinero te impedirá darte por vencido En el segundo caso, tu compañero (idealmente alguien mejor que tú) será tu sargento instructor, empujándote para seguir adelante y mantenerte responsable.

6. La postergación generalmente es causada al elegir el tipo de ejercicio equivocado, no tener un comportamiento automatizado, o estar tan acostumbrado a la pereza que todos los intentos por cambiar provocan una renuencia abrumadora. Para resolver estos problemas, asegúrate de que esperas con entusiasmo el momento de ejercitarte, desarrolla un hábito, y reduce gradualmente tu renuencia al introducir pequeños cambios en tu rutina diaria.

Capítulo 2: Cómo encontrar tiempo para ejercitarte

Te encantaría empezar a hacer ejercicio, pero no encuentras el tiempo suficiente para hacerlo. De hecho, apenas tienes tiempo para llevar a cabo otras tareas importantes y no puedes añadir otra actividad regular a tu horario.

Si tan solo tuvieras más tiempo podrías introducir más actividad física a tu vida. Pero ¿esto es realmente un problema, o existen algunas maneras en las que puedes encontrar tiempo para ejercitarte regularmente? Eso es lo que veremos en este capítulo.

Comenzaremos con una idea extremadamente importante que siempre debes tener en mente cada vez que digas "no tengo tiempo para hacer ejercicio".

Analizaremos cuáles son los momentos óptimos del día para hacer ejercicio, y hablaremos de la diferencia entre los ejercicios rápidos y los que

41

consumen mucho tiempo (y cómo ajustarlos para que quepan en tu apretada agenda).

Por último, te daré algunos consejos específicos para encontrar más tiempo para ejercitarte, aun si estás muy ocupado y no puedes tomarte ni siquiera 15 minutos al día.

El primer paso: dar prioridad a la salud

El ejercicio puede tomar mucho tiempo, y para las personas ocupadas puede llegar a ser muy difícil introducir 15 minutos de ejercicio al día. Sin embargo, están viendo las cosas desde una perspectiva a corto plazo.

Cada vez que dices que no tienes tiempo para hacer ejercicio estás expresando que valoras tu salud menos que aquello que te mantiene ocupado. Sin embargo, si te preguntan acerca de tus valores no dirías que el trabajo es tu prioridad número uno, ¿verdad? La mayoría de la gente coloca la salud como uno de sus principales valores básicos en la vida. Aun así, sus rutinas diarias no lo reflejan.

Como dice el refrán, si no haces tiempo para la salud, tendrás que hacer tiempo para la enfermedad.

Esto es totalmente cierto. Numerosos estudios muestran que la falta de ejercicio es una causa importante de las enfermedades.

Por ejemplo, una investigación publicada en 2012 dice que "el cuerpo rápidamente se mal adapta a la actividad física insuficiente y, de continuar, resulta en disminuciones sustanciales en la totalidad de años y calidad de vida. En conjunto, existen pruebas concluyentes de que la inactividad física es una causa importante de la mayoría de las enfermedades crónicas. Además, la actividad física principalmente previene o retrasa las enfermedades crónicas, lo que implica que una enfermedad crónica no tiene porqué ser un resultado inevitable en la vida"[18].

Otra investigación publicada en 2012 acerca de los efectos de la inactividad física sobre las principales enfermedades no contagiosas en todo el mundo, estima que la inactividad física es la causa del 6% de los problemas por enfermedades coronarias, 7% de la diabetes tipo 2, 10% del cáncer de mama, y 10% del cáncer de colon. En general, la inactividad causa el 9% de la mortalidad prematura[19].

Estas son cifras conservadoras, ya que los datos sobre los niveles de actividad física fueron auto reportados, y las personas con frecuencia sobrestiman la cantidad de ejercicio que realizan, de la misma manera que subestiman cuánto comen.

Un estudio llevado a cabo en 2015 entre más de 334,000 hombres y mujeres europeos encontró que el doble de muertes puede ser atribuible a la falta de actividad física que al número de muertes relacionadas con la obesidad[20]. Los autores del estudio revelaron un hecho sorprendente: hacer una cantidad de ejercicio equivalente a una caminata rápida de 20 minutos al día (quemando entre 90 y 110 calorías) haría pasar a una persona físicamente inactiva al grupo de "moderadamente inactivo", lo que reduciría su riesgo de muerte prematura entre 16 a 30%.

Podría citar investigaciones científicas sobre los peligros de la inactividad física todo el día, pero creo que ya he demostrado mi punto. No te puedes permitir *no* ejercitarte, y la falta de tiempo no es una razón para no hacerlo.

Digamos que te ahorras dos horas y media a la semana (la cantidad de actividad física semanal recomendada por el Departamento de Salud y Servicios Humanos[21]) al no hacer ejercicio. Esto equivale a aproximadamente 22 minutos al día, o 130 horas al año.

¿Te parece mucho?

Luego, considera cuánto tiempo te tomaría recuperarte si te enfermaras debido a la falta de actividad física. Incluso un simple resfriado puede resultar en unos cuantos días de productividad disminuida y dinero adicional gastado en medicamentos. Y ni siquiera estamos hablando de enfermedades crónicas que representan un gran costo anual además de cientos de horas perdidas en visitas al médico, chequeos regulares, tiempo dedicado a investigar cómo sentirte mejor, etc.

Si conservas estos cálculos en mente y los recuerdas cada vez que dices "no tengo tiempo para ejercitarme", te darás cuenta de que estás haciendo un mal negocio al ahorrar 22 minutos al día y potencialmente perder más tiempo en el futuro porque te sientes horrible.

Además, aún no hemos considerado los aspectos negativos de la inactividad física, tales como:

- menor capacidad para lidiar con el estrés, la ansiedad y/o la depresión (el ejercicio puede aliviar los síntomas de las personas clínicamente deprimidas[22], reducir la propensión a la ansiedad[23] , y tratar la depresión y la ansiedad[24])

- disminución en la percepción de tu atractivo (el ejercicio mejora la autoestima en las mujeres[25], y es aún más eficaz cuando se hace al aire libre[26])

- menor capacidad cerebral (el ejercicio mejora la función cognitiva entre los adultos jóvenes masculinos[27] y previene el deterioro cognitivo que comienza después de los 45 años[28])

- menor productividad (el ejercicio aumenta la productividad[29] y la energía[30])

- baja creatividad (el ejercicio mejora la creatividad[31])

- dormir mal (el ejercicio mejora el sueño[32])

¿Aun así prefieres ahorrarte 22 minutos al día que mejorar inmensamente tu calidad de vida y ayudarte a lograr más en menos tiempo? Además, esta lista es solo una pequeña selección de todos los beneficios proporcionados por la actividad física.

Si te dijera que invertir 25 minutos al día en ejercitarte te proporcionaría una hora adicional de productividad cada día, ¿todavía te haría falta tiempo para hacer ejercicio? Si te vendiera 60 dólares por 25 dólares, ¿me dirías que no tienes el dinero?

¿Cuándo deberías ejercitarte?

La mayoría de las personas que tienen horarios de trabajo regulares optan por ejercitarse por la mañana o cerca de la noche. Hay beneficios e inconvenientes para cada uno de estos períodos, así que considera el consejo que compartiré a continuación como una guía general que puedes adaptar a tu horario diario.

Ejercitarse en la mañana

Beneficios:

El principal beneficio de hacer ejercicio en la mañana es que tendrás mucha energía. Es más tentador prescindir del ejercicio por la tarde o por la noche cuando estás cansado después de un día entero de trabajar o de hacer quehaceres.

Por otra parte, si te ejercitas por la mañana terminas temprano con tu obligación del día, te quitas esto de la cabeza y ya no tienes que acordarte de hacerlo.

Además, no se interpone en tu vida social (pocas personas gustan de reunirse a las siete de la mañana) y te da algo de lo cual estar orgulloso justo después de levantarte, dándote una agradable sensación de productividad.

En el caso de hacer ejercicio en tu gimnasio local, un beneficio adicional es que no hay nadie más o hay muy pocas personas. La visión de un gimnasio abarrotado por la tarde no es muy motivadora, ¿verdad?

La actividad física por la mañana – con el estómago vacío – también es provechosa para la pérdida de peso. Como un estudio británico realizado en 2013 ha demostrado, la gente puede llegar a quemar hasta un 20% más de grasa corporal al ejercitarse en la mañana con el estómago vacío[33].

Inconvenientes:

El tiempo disponible por la mañana generalmente es limitado, y si quieres practicar un deporte que solo se puede llevar a cabo en un lugar específico (por ejemplo, la escalada en interiores) es posible que todavía no esté abierto. Por esta razón, las mañanas son mejores para el tipo de ejercicio que no toma mucho tiempo y que puede realizarse en casa, en tu área, o en un lugar que está abierto al público desde temprano (como un gimnasio).

En algunos casos, un entrenamiento matutino también puede representar un mayor desafío para tu fuerza de voluntad que uno vespertino. Puede ser espantoso despertar temprano en la mañana, darte cuenta de que está helando afuera, y tener que dejar tu cálida cama para hacer ejercicio.

Por último, las mañanas no son favorables para los deportes de equipo. Éstos generalmente se llevan a cabo por la tarde o noche y difícilmente podrás convencer a tu equipo entero de jugar un partido a las seis de la mañana.

Sugerencias:

Las actividades físicas que mejor funcionan por la mañana incluyen:

- trotar o caminar a paso ligero (incluyendo la caminata nórdica). No es necesario que la realices en un lugar específico (aunque obviamente llevarla a cabo en un bosque o un parque es más agradable que correr por la ciudad) y es una buena manera de comenzar el día. Incluso una sesión de 20-30 minutos es suficiente para sentirte energizado para el resto del día, y cubre la necesidad que tiene tu cuerpo de realizar actividad física en un día determinado;

- cualquier tipo de ejercicio realizado en casa con aparatos o pesas. Si tienes una bicicleta estacionaria, 20-30 minutos al día en la bicicleta pueden darte el impulso para iniciar tu día. Si tienes un gimnasio casero (o un gimnasio en tu garaje o sótano), esta debe ser tu primera opción para el ejercicio matutino. Una sesión de levantamiento de pesas eficaz no debe durar más de 45 minutos, y es perfecta para proporcionar a tu cuerpo la dosis adecuada de ejercicio;

- el yoga, pilates, tai chi, y otros tipos similares de ejercicio también son perfectos para ser llevados a cabo en la mañana. No solo son una buena manera de poner tu cuerpo en movimiento, sino que también te inducen a un estado casi meditativo que te tranquilizará y te preparará para el resto del día;

- ciclismo. Un paseo rápido en bicicleta por la mañana antes de que el tráfico pesado invada las calles (si es que no tienes un parque o áreas verdes cerca) puede ser una experiencia revitalizante y relajante;

- ejercicios de estiramiento (incluyendo ejercicios con rodillo de espuma). Si no tienes mucho tiempo, al menos trata de hacer algunos estiramientos básicos. Por lo general, yo hago ejercicios con rodillo de espuma por la mañana para reducir la tensión en mis músculos;

- natación. Muchas piscinas abren temprano en la mañana. Si sufres de dolores de espalda – al igual que muchas personas hoy en día – deberías nadar regularmente. Un estudio japonés realizado en 1996 acerca de la natación y los dolores de espalda mostró que más del 90% de los pacientes sentían una mejora luego de participar en un programa de natación por 6 meses[34]. Una revisión sistemática finlandesa llevada a cabo en 2009 también confirmó que la natación puede ser beneficiosa para los pacientes que sufren de dolor lumbar crónico, así como dolor lumbar relacionado con el embarazo[35].

Estas son solo algunas sugerencias, y existen muchos más deportes que funcionan bien por la mañana. Por ejemplo, si juegas tenis y tienes una cancha de tenis cerca (o si tienes un compañero que también se levanta temprano), esta puede ser una rutina matutina agradable que activará tu circulación y mejorará tus habilidades.

Por otra parte, si no tienes que ir a trabajar por las mañanas cuentas con muchas más opciones para elegir, especialmente si tienes un compañero de ejercicio, un amigo, o un cónyuge que tampoco tiene que ir al trabajo en la mañana.

Ejercitarse en la tarde o en la noche

Beneficios:

El mayor beneficio de hacer ejercicio por la tarde es que, siempre y cuando hayas atendido otras cosas planeadas para el día, eres libre de practicar cierto deporte sin estrictos límites de tiempo. Esto te permite participar en más deportes que consumen mucho tiempo, deportes de equipo, o actividades físicas de una naturaleza más social.

Mientras que técnicamente puedes hacer bouldering por la mañana (si tu gimnasio está abierto temprano), una gran parte del disfrute de este deporte viene del hecho de hacerlo en compañía de otras personas.

Lo mismo se aplica a otros deportes que usualmente llevas a cabo con otras personas, como todo tipo de deportes extremos (patinaje, surf, kitesurf, etc.), todos los deportes de equipo (puedes practicar la mayoría de ellos tú solo, pero no jugarlos), artes marciales, golf y otros tipos de actividad física social como el baile.

Inconvenientes:

El mayor inconveniente de la actividad física por la tarde o por la noche es que la gente suele tener menos energía después de las 5 p.m., especialmente tras 8 horas de trabajo.

Si no puedes hacer ejercicio por la mañana, y la tarde o la noche son tus únicas opciones, asegúrate de que el deporte que vas a practicar es algo que esperas con entusiasmo. Una buena prueba de si una determinada actividad es para ti es lo que te hace sentir durante el día: ¿la esperas con ansia o no quieres ni pensar en ella?

En el pasado me obligué a practicar judo por la noche como parte de mi plan de estudios en la universidad. No quería ni pensar en ello cada día porque no me gustaba. Me considero una persona autodisciplinada (de lo contrario no escribiría libros sobre autodisciplina, ¿verdad?), pero incluso a mí me resulta un desafío hacer ejercicio por la tarde o por la noche si es algo que no disfruto.

Otro inconveniente de hacer ejercicio al final del día es que muchos lugares para practicar deportes están abarrotados por la tarde o noche. Esto puede resultar en una experiencia frustrante que te desalentará.

La natación es una parte regular de mi rutina semanal, pero nunca la practico en la tarde porque no tengo ganas de nadar en una piscina llena de gente. Es mucho más tranquilo temprano en la mañana, cuando puedo tener todo el lugar para mí.

Al pensar en qué tipo de deportes puedes practicar en la tarde o en la noche, no te olvides de este aspecto. A veces es mejor esperar hasta la noche para realizar tu entrenamiento que ir por la tarde, enojarte con las multitudes, y hacer un entrenamiento menos que óptimo, algo muy común en un gimnasio durante las horas pico.

Sugerencias:

La mayoría de los deportes que he recomendado realizar en la mañana también se pueden hacer por la tarde o por la noche, especialmente si lo que buscas es obtener más volumen (una sesión de 90 minutos en bicicleta por la tarde, comparada con un breve paseo en bicicleta de 20 minutos por la mañana).

Sin embargo, si tus tardes o noches son más relajadas, puedes invertir este tiempo practicando un deporte más comprometido por más tiempo que solo 20-30 minutos, obteniendo así una dosis más alta de ejercicio en una sola sesión.

Obtén lo mejor de ambos mundos

Si tus días tienden a ser ajetreados por la tarde, el ejercicio matutino (por lo menos 20-30 minutos) debe ser una parte imprescindible de tu rutina diaria, y el ejercicio vespertino es una opción adicional para incluir más ejercicio si te lo puedes permitir.

Si te ejercitas por 20 minutos cada día por la mañana y agregas una sesión de 2 horas en un viernes más relajado, o dos sesiones de 1 hora los sábados y domingos, obtendrás la suficiente cantidad de ejercicio en una semana dada como para disfrutar de sus numerosos beneficios.

Yo estoy a favor de tener días específicos designados para ciertos deportes. Si puedes hacerlo, elige días específicos durante la semana (e idealmente horas específicas) para practicar deportes específicos. Programa tu calendario y no dejes que nada interfiera con tus planes. Ten en mente que no se trata de ser egoísta, sino precisamente lo opuesto. Al ejercitarte te conviertes en una mejor persona que puede servir mejor a los demás.

Yo voy al gimnasio todos los lunes, miércoles y viernes por la mañana. Mi rutina nunca cambia. Los años de seguir tal rutina han hecho que acudir al gimnasio no sea solo una opción sino que es algo que tengo que hacer, de lo contrario, siento que algo falta. Si estableces días específicos para ejercitarte y sigues tu rutina religiosamente, dentro de unos cuantos meses experimentarás lo mismo que yo.

Si no puedes encontrar tiempo para hacer ejercicio entre semana, programa tus ejercicios para el fin de semana. Los sábados y domingos son perfectos para practicar actividades físicas que no son necesariamente deportivas. Por ejemplo, considera una excursión de un día a una región natural cercana.

El excursionismo es una actividad física no deportiva que puede ser muy demandante pero extremadamente gratificante y te proporciona una poderosa experiencia unificante cuando la realizas con tu familia o amigos.

Incluso si no puedes permitirte el lujo de practicar cualquier tipo de deporte regularmente por varias razones, el excursionismo o hasta una larga caminata de una hora los sábados y domingos debería ser posible, y de igual forma te ayudan a pasar de ser una persona inactiva a una persona que obtiene por lo menos la cantidad mínima recomendada de actividad física.

Ejercicios rápidos vs. deportes que consumen mucho tiempo

Existen innumerables planes de entrenamiento para personas ocupadas: entrenamientos de 7 minutos, entrenamientos de 5 minutos, entrenamientos de 3 minutos, y así sucesivamente. Mientras que estos planes cumplen un propósito si los llevas a cabo, considera estos ejercicios rápidos una manera de asegurarte que harás *algo* de ejercicio durante el día, pero no *todo el necesario*.

Un deporte u otra actividad física que puedas practicar regularmente durante horas sin mirar el reloj es lo que te ayudará a desarrollar un hábito de ejercicio permanente. Los ejercicios rápidos rara vez (si acaso) producen una sensación de emoción. ¿Alguna vez has esperado con entusiasmo una sesión de saltos de tijera?

20 minutos de ejercicios de peso corporal diariamente por la mañana están bien. Son suficientes para comenzar tu día con el pie derecho y sentirte productivo. Sin embargo, agregar solo una o dos sesiones de 60 a 90 minutos de los ejercicios que más disfrutas (por ejemplo, nadar, o jugar al tenis, o ciclismo) es lo que te lleva de una categoría menos saludable a otra más saludable (por ejemplo, pasas de ser apenas activo a moderadamente activo).

Por esta razón, te recomiendo que no te conformes con un plan de ejercicios genérico que solo mantendrá tus niveles de condición física. Encuentra algo que te apasione y que no solo te haga mantener tu actividad física actual, sino que te inspire a superar tus objetivos de acondicionamiento físico.

Cómo hacer más tiempo para ejercitarte

Si estás teniendo dificultades con la falta de tiempo, a continuación encontrarás algunos de los consejos más eficaces que puedes utilizar para hacer más tiempo para el ejercicio. No es cuestión de encontrar más tiempo, porque todos tenemos la misma cantidad de horas en el día, se trata de utilizar tu tiempo más sabiamente, y de eso es de lo que trata el siguiente consejo.

Delega las tareas cotidianas

Existen ciertas tareas que llevas a cabo diaria o semanalmente, y que ocupan mucho del tiempo que, de otra forma, podrías utilizar para ejercitarte. Aunque contratar a alguien para realizarlas todas probablemente sería demasiado costoso para muchas personas, contratar a alguien por dos o tres horas a la semana para limpiar tu casa no debería representar un problema para tu presupuesto mensual.

Considéralo como una inversión para tu salud. Si puedes liberar dos o tres horas a la semana que utilizarás para ejercitarte, reducirás el riesgo de numerosas enfermedades prevenibles y costosas. Un servicio de limpieza semanal no cuesta nada si lo comparas con los altos costos médicos (incluyendo seguros, visitas al médico, medicamentos, pérdida de tiempo, etc.).

Puedes encontrar ayuda mediante servicios como la aplicación TaskRabbit, o en sitios de anuncios clasificados. Alternativamente, busca una compañía local de servicios de limpieza.

Este consejo es aún más importante para los empresarios y freelancers que trabajan desde casa y pasan tiempo haciendo tareas menores que podrían ser delegadas, permitiendo así invertir más tiempo en actividades más productivas.

Si estás teniendo dificultades para delegar algunas de tus tareas diarias o semanales, calcula tu propia tarifa por hora y considera cuánto te cuesta hacer la limpieza en términos de ingresos perdidos. Si no estás dispuesto a trabajar por menos de $800 pesos/€40 por hora, pero pasas 2 horas a la semana haciendo el aseo (que te costaría menos de $800 pesos/€40 si contrataras a alguien), estás perdiendo al menos $800 pesos/€40 a la semana.

Reemplaza tus hábitos diarios

Supongamos que no existe manera alguna en que puedas hacer tiempo para ejercitarte dentro de tu horario actual. Tienes tantas cosas que hacer y es imposible eliminar cualquiera de estas tareas. Bueno, está bien. Entonces, ¿qué tal si reemplazas la forma en que llevas a cabo ciertos hábitos diarios?

Existe la vieja idea de trasladarse al trabajo en bicicleta. No soy un gran partidario de esto (solo porque entiendo lo poco conveniente que puede ser andar en bicicleta en algunas ciudades y lo horrible que es hacerlo durante el invierno), pero puede ser una opción a considerar durante la primavera y el verano. A menudo, puedes llegar al trabajo más rápidamente en bicicleta que en coche porque puedes evitar el tráfico pesado.

Una de las canchas de tenis a las que acudo está a unos 20 minutos en coche desde mi apartamento. En una ocasión me trasladé a esta cancha en bicicleta durante las horas pico, lo que me tomó quizás cinco minutos más y me ofreció 50 minutos adicionales de ejercicio, mientras que invertí solo 10 minutos más en trasladarme en comparación con ir en coche.

Otra idea es que des un paseo cuando necesites hacer una llamada telefónica larga. Vas a pasar este tiempo al teléfono de todos modos, así que, ¿por qué no salir a caminar si es que no necesitas tener algo específico (documentos, equipo, etc.) a tu alcance?

Monta un gimnasio en casa o reduce el número de viajes a casa

Si no tienes tiempo para ir al gimnasio, monta un gimnasio en tu casa, garaje o sótano. Yo tengo un gimnasio en mi sótano. Si no lo tuviera, tendría que pasar 30 minutos adicionales trasladándome en coche a un gimnasio local, lo que resultaría en hasta 90 minutos a la semana de tiempo perdido.

Comprar equipo básico probablemente será más caro que una suscripción mensual al gimnasio, pero recuperarás rápidamente tu inversión al ahorrar tiempo y dinero en futuras suscripciones al gimnasio. También requieres de menor fuerza de voluntad cuando tienes un gimnasio en una habitación cercana y no en un edificio a kilómetros de distancia.

63

Si no puedes montar un gimnasio en casa, lleva tu ropa o equipo de ejercicio (o cualquier cosa que necesites para practicar el deporte de tu elección) en tu coche para que no necesites otro viaje a casa después del trabajo.

Mi amigo a menudo lleva un Aerobie (un aro volador) en el maletero de su coche durante el verano. Si nos reunimos, podemos sacarlo y jugar con él, realizando así un ejercicio agradable mientras nos ponemos al día.

Ten citas y reuniones activas

¿Quién dijo que siempre tienes que reunirte con tus amigos para tomar un café, o ir a un restaurante para una cita? Sé más creativo. Lleva a tu cita a o a tus amigos a otro lugar donde puedan hacer ejercicio y pasar un buen rato. Considera:

- hacer una excursión con un amigo. Es ideal para los fines de semana y es una gran forma de hacer ejercicio y recargar baterías.

- llevar a tu cita a escalar en interiores. Date a notar al llevarla a un lugar más emocionante que un restaurante o un cine local.

- un fin de semana haciendo kayak con tu pareja. Explora el mundo desde una perspectiva diferente y haz que te suba la adrenalina.

- comprar un Aerobie; es como un platillo volador, pero más emocionante. Es una forma divertida de pasar una tarde de fin de semana con un grupo de amigos o con tu familia.

- salir a caminar. Si vas a encontrarte con tu amigo y hablar de todos modos, ¿por qué no hablar mientras caminan alrededor del lago local, en un parque, o por un sendero forestal?

- dar un paseo en bicicleta. Esta es una de las principales formas en que me ejercito durante la primavera y el verano con uno de mis amigos. Durante los meses más fríos lo sustituimos con caminatas.

Consigue un podómetro

La mayoría de los nuevos teléfonos inteligentes se pueden convertir en un podómetro mediante una aplicación gratuita. Una vez que sepas el número de pasos que das cada día, puedes convertirlo en un juego, aunque no necesariamente pases mucho más tiempo haciéndolo (por ejemplo, escogerás las escaleras en lugar del ascensor para poder acumular más pasos).

Una regla general es acumular 10,000 pasos al día. Recuerda que no solo das pasos cuando te ejercitas, sino también al hacer tus tareas diarias o simplemente al caminar por la casa.

Si tienes un interés por los números y datos, considera la posibilidad de comprar un medidor de actividad física. Cuanto más puedas convertir el ejercicio en un juego, más fácil será iniciar y seguir haciéndolo, aunque no necesariamente pases más tiempo del día llevándolo a cabo.

Haz ejercicio en cantidades muy pequeñas

Aun si estás muy ocupado puedes introducir unos minutos de ejercicio al día. Por ejemplo, instala una barra para dominadas en tu casa y haz una dominada (o simplemente haz la fase negativa del movimiento al hacer descender tu cuerpo) cada vez que pases junto a ella. Sumarás por lo menos a unas cuantas repeticiones al día, y eso es al menos *algo* de ejercicio que no harías de otra manera.

Otra idea es hacer micro pausas (1-2 minutos) cada 30-60 minutos aproximadamente, para hacer 10 sentadillas, o unas cuantas flexiones, o simplemente caminar por la oficina o por tu casa.

Una vez más, este tipo de ejercicio no debe convertirse en tu principal forma de actividad física, pero sigue siendo una opción valiosa cuando no puedes permitirte invertir más tiempo ejercitándote en un día determinado.

CÓMO ENCONTRAR TIEMPO PARA EJERCITARTE: BREVE RESUMEN

1. El ejercicio proporciona una gran cantidad de beneficios para la salud y protege contra una multitud de enfermedades y trastornos de la salud. Ejercitarte por solo 25 minutos al día (la cantidad mínima recomendada de actividad física) aumentará tu productividad y te ahorrará docenas de horas desperdiciadas por estar enfermo o sentirte mal.

En lo que respecta a la actividad física, lo importante no es si tienes tiempo, lo que importa es si eres capaz de reconocer el valor de esta inversión. Gracias a la mejora de energía, enfoque, creatividad, y estado de ánimo, 25 minutos al día pueden dar como resultado una hora adicional (si no es que más) de tiempo productivo.

2. Hacer ejercicio por la mañana debe convertirse en una parte de tu rutina diaria, incluso si solo se trata de 15 minutos de estiramientos o un paseo en bicicleta de 20 minutos. Las personas que están siempre ocupadas corren el riesgo de no poder encontrar tiempo para ejercitarse por las tardes o

noches. Es más fácil despertarte 20 minutos antes y hacer tus ejercicios, que tener que recurrir a la fuerza de voluntad o cambiar tu horario para hacer ejercicio al final del día.

3. Mientras que las mañanas son mejores para los ejercicios rápidos que no necesariamente esperas con entusiasmo, el ejercicio por la tarde y noche debe ser algo que te resulte ameno.

Cuando esperas con ansias tu sesión al final del día, no necesitarás usar tu fuerza de voluntad para hacer ejercicio. No solo eso, de hecho, lo considerarás algo que te recarga, algo que no puedes esperar a que suceda. Ese impulso lo convertirá rápidamente en un hábito permanente e irrompible.

4. No te olvides de los fines de semana. Si no hay manera alguna de que encuentres tiempo para hacer ejercicio durante la semana, no tienes excusas para encontrar una o dos horas cada sábado y domingo para hacer ejercicio. No tiene que ser un deporte específico; incluso un simple paseo largo o una excursión ayudará a poner a tu cuerpo en movimiento

y a obtener los beneficios de salud asociados con la actividad física.

5. Puedes utilizar tu tiempo más sabiamente para hacer más tiempo para ejercitarte. Las principales maneras de hacerlo incluyen, delegar ciertas tareas (como hacer la limpieza), reemplazar tus hábitos diarios (hacer las mismas cosas, pero de una manera más activa, como elegir tu bicicleta en lugar de tu coche), montar un gimnasio en casa o llevar tu equipo de acondicionamiento físico contigo, tener citas y reuniones activas (en lugar de simplemente ir a un café local), usar un podómetro que convertirá las actividades diarias en un juego divertido, y hacer ejercicios en cantidades muy pequeñas, como 5 flexiones cada hora.

Capítulo 3: Cómo permanecer motivado para ejercitarte

Has comenzado a hacer ejercicio o ya has estado haciendo ejercicio por algún tiempo, pero te vendría bien algo de ayuda para mantener tu motivación.

En este capítulo aprenderás cómo hacer que el ejercicio sea una parte de tu estilo de vida y que sigas deseándolo, incluso después de meses o años de haber introducido este hábito en tu vida.

Mientras que los altibajos son algo común en cada hábito, también puedes establecer un hábito fiable de por vida que nunca más desaparecerá, similar a cepillarte los dientes o el cabello.

Establece metas

Si has estado ejercitándote por unas pocas semanas, unos meses, o unos pocos años, tener un conjunto de metas siempre resulta útil.

Tus objetivos deben ser EMART (Específicos, Mensurables, Alcanzables, Realistas y de Tiempo limitado). Por ejemplo, si el trote es algo nuevo para ti, tu objetivo podría ser correr un kilómetro y medio sin problemas para el tercer mes de tu entrenamiento.

Si acabas de empezar a nadar, establece la meta de nadar 10 vueltas seguidas para tu décima sesión. Si estas escalando, tu meta puede ser terminar cinco rutas más difíciles en el gimnasio para el final del mes próximo. Si comenzaste a jugar al tenis, puede ser hacer tres saques seguidos correctamente.

Estos objetivos son formas sencillas de introducir estructura y un sistema de seguimiento de tus esfuerzos para que puedas ver realmente tu progreso, el cual es una de las cosas más importantes que te motivarán a seguir adelante.

Tus objetivos no necesariamente tienen que estar relacionados con el deporte en sí. También pueden estar relacionados con tu apariencia (tener un vientre plano al final del año) o una sensación general de bienestar (no sentirte cansado todo el día después de seis meses de entrenamientos consecutivos).

Cuando empecé a nadar regularmente por primera vez en mi vida (con anterioridad por lo general acudía a la piscina una vez cada unas cuantas semanas o meses, así que no era un buen nadador), me propuse nadar 5 vueltas seguidas usando un estilo, luego 5 vueltas usando otro. En mi siguiente entrenamiento, lo aumenté a 6 vueltas. Lentamente seguí añadiendo más vueltas hasta que pude nadar durante una hora entera sin parar.

La sensación de logro me ayudó a continuar nadando durante el período más duro de los primeros años de hacer ejercicio, cuando me resultaba difícil pasar una hora entera nadando sin interrupciones.

Establecer objetivos fáciles y la posibilidad de ver un rápido progreso es lo que hace que ciertos deportes sean más emocionantes que otros. En la escalada en interiores, la gran cantidad de rutas diferentes y las completamente distintas habilidades necesarias para dominarlas es lo que te anima a seguirte ejercitando.

Recientemente terminé una ruta que había estado tratando de completar durante casi cada sesión de las últimas tres semanas. La sensación de alegría al completarla me hizo aún más adicto a la escalada y me motivó a establecer nuevas metas con rutas cada vez más difíciles.

Si eres nuevo en un deporte específico, aprende qué metas son alcanzables dentro de un marco de tiempo relativamente corto (digamos, alrededor de un mes) y céntrate en lograrlas. El progreso rápido cuando eres un principiante es inmensamente útil al tratar de desarrollar un hábito de actividad física regular.

Mantenlo fresco y desafiante

Si has estado practicando cierto deporte durante un largo período de tiempo, las cosas pueden volverse obsoletas.

Algunos deportes son más fáciles de mantener frescos que otros. En la escalada, siempre hay un nuevo entorno donde probar tus habilidades, nuevas rutas para dominar, asimientos o puntos de apoyo que requieren más práctica. Puede tomar años antes de que experimentes el agotamiento.

En algunas actividades, es posible que necesites más creatividad para encontrar formas de lograr que tus ejercicios vuelvan a ser divertidos y desafiantes. Además de establecer objetivos a largo plazo "regulares", añade objetivos que rápidamente te conduzcan a mejoras visibles.

En el tenis, puedes establecer una meta para mejorar tu golpe, pero si ya eres bueno, entonces las mejoras probablemente serán demasiado pequeñas como para ser notorias rápidamente (y por lo tanto, no muy motivadoras). Si bien la práctica de tu golpeo para volverlo aún mejor debe seguir siendo una parte de tu rutina, establecer un objetivo adicional relacionado con una habilidad diferente – por ejemplo, remates – inyectará un poco más de diversión en tus sesiones.

Cuando se trata de trotar, considera la posibilidad de cambiar del trote regular a carreras rápidas o carreras de colina. Cambia completamente tu ruta. Empieza a correr con otra persona. Cambia tu lista de reproducción (o cambia de música a podcasts).

Trabaja en mejorar tu velocidad y no solo tu resistencia.

En ciclismo, asegúrate de variar tus rutas: cuesta arriba, cuesta abajo, rutas más largas, más cortas, y así sucesivamente. Si constantemente sigues la misma ruta en bicicleta, está garantizado que te aburrirás rápidamente.

Al practicar el deporte de tu elección, cambia tu enfoque a algo fresco para introducir novedad en tus entrenamientos.

Por ejemplo, cuando voy a escalar no solo intento rutas completamente diferentes que requieren habilidades que rara vez uso, sino que a veces también me doy un "tema" específico para el día, por ejemplo, equilibrio o juego de pies. Con solo algunos de estos temas (día de juego de pies, día de equilibrio, día de dedos, día de paredes colgantes o día de resistencia con más recorrido), es fácil lograr que cada uno de tus entrenamientos sean distintos y más interesantes.

No te olvides de la parte "desafiante". Cuando eres un principiante, todo es desafiante, así que todo es motivador. Tu primer saque correcto en el tenis, tu primer muro escalado, tu primer kilómetro al trotar; todo es nuevo.

Sin embargo, cuando ya tienes algunas habilidades, existe la tentación de atenerte a lo que es fácil y ya no tienes lo que los budistas zen llaman la "mente de principiante" o *shoshin*. El maestro zen Shunryu Suzuki escribe en su libro *Mente zen, mente de principiante* "En la mente del principiante hay muchas posibilidades, en la mente del experto hay pocas"[36].

Practica con una mente abierta y la disposición para sacar el máximo provecho de las nuevas oportunidades de mejorar. Una actitud de entusiasmo y apertura mantendrá el aburrimiento lejos de tus entrenamientos, mientras que garantizará un mayor crecimiento y diversión.

Haz que continúe la cadena

Un comediante desconocido un día se dio cuenta de que, para mejorar su vocación, tenía que escribir nuevas bromas diariamente. Él hizo de esto un hábito al colocar una gran X roja en su calendario cada día que lograba escribir una nueva broma.

Después de varios días, notó una corta cadena de X formándose en su calendario. Por tonto que parezca, no quería que su cadena se rompiera, así que siguió escribiendo nuevas bromas y colocando una X en cada día de su calendario. Unas semanas más tarde su nueva rutina se había establecido.

Hoy en día, Jerry Seinfeld es uno de los comediantes estadounidenses más famosos. Su técnica[37] también puede ayudarte a mantenerte motivado para hacer ejercicio.

Saltarte un día hace que sea más fácil saltarte el día siguiente. Y luego el siguiente, y el siguiente, hasta que un día tu hábito ha desaparecido. Prueba la técnica de Seinfeld y establece una meta para crear una larga cadena en tu calendario (busca "don't break the chain" o "chain calendar" o "habit streak" para encontrar aplicaciones útiles para tu teléfono si no usas un calendario físico).

A veces un simple recordatorio es suficiente para seguir adelante, y solo tienes que seguir adelante por algunos meses a lo sumo para construir un hábito permanente que no desaparecerá en el momento en que te saltes un día.

Ten una alternativa para los días de pereza

Los días de pereza, cuando no estás de humor para ejercitarte, pueden suceder, especialmente durante los primeros meses en que estableces tus nuevos hábitos.

Si no te apetece ir al gimnasio, ponte los zapatos para correr o empaca tu equipo de natación, ten un tipo de ejercicio alternativo de baja resistencia que puedas hacer en lugar de tu actividad física principal.

Muchas personas tienen la mentalidad de "todo o nada" con respecto al ejercicio. Sin embargo, lo importante no es un suceso, sino el proceso. Algo de ejercicio es mejor que nada.

Si no puedes obligarte a ir al gimnasio, algunos ejercicios de peso corporal en casa aún son mejores que no hacer absolutamente nada. Esto hace que continúe tu cadena y apoya el proceso de establecer tu nuevo hábito.

Si te saltas el ejercicio por completo y no haces ningún otro tipo de ejercicio, puedes crear un precedente, por lo que te será más fácil no ejercitarte la próxima vez que sientas pereza.

La vida no siempre es fácil. Habrá días – incluso si por lo general esperas con entusiasmo tu sesión de ejercicio – en que no tendrás ganas de hacerlo. Sobreponerte a la renuencia y hacerlo de todos modos es lo que refuerza tu hábito y te hace más fuerte.

Como dice Rocky Balboa en *Rocky Balboa*, "Ni tú, ni yo, ni nadie golpea más fuerte que la vida. Pero no importa lo fuerte que golpeas, sino lo fuerte que pueden golpearte, y lo aguantas mientras avanzas. Hay que resistir sin dejar de avanzar. Así es como se gana".

En un mundo ideal, siempre superarías la renuencia. En el mundo real, si no puedes reunir la suficiente fortaleza para actuar a pesar de la pereza, siempre es mejor hacer algo que nada en lo absoluto.

Puedes reemplazar una ida al gimnasio con algunos ejercicios de peso corporal en casa. Puedes nadar durante 15 minutos en un lago cercano en lugar de nadar por una hora completa en la piscina local. Puedes trotar por 20 minutos alrededor de la manzana en lugar de tu ruta de 90 minutos habitual, o incluso solo hacer algunos ejercicios de pierna en casa (por ejemplo, con la cuerda de saltar).

Este consejo también se aplica a los días regulares en los que sientes que careces de fuerza o energía, no necesariamente a causa de la pereza. Hacer ejercicio al 75%, 50% o 25% de intensidad o volumen es aún mejor que no hacerlo en absoluto.

A veces, cuando voy a nadar, siento que mi energía no está al 100%. En lugar de abandonar la piscina y volver a casa, simplemente hago menos vueltas y tomo descansos más largos, cambio a un estilo de natación menos exigente por unas cuantas vueltas, o pruebo otra cosa (por ejemplo, zambullidas).

No seas víctima de la mentalidad de "todo o nada". Está bien hacer algo más fácil en los días en que no te apetece hacer nada en absoluto. Solo esfuérzate por hacer *algo*.

Lleva un registro

Un estudio publicado en 2011 sobre la pérdida de peso y el compromiso mediante un diario en línea de alimentos y ejercicios ha demostrado que las personas que utilizaron herramientas de autosupervisión a menudo tenían más probabilidades de lograr una pérdida de peso que aquellos que no las utilizan con tanta frecuencia[38].

Yo mantengo un registro de ejercicio para mis sesiones de levantamiento de pesas, y anoto los pesos levantados en cada sesión. Esto me facilita dar seguimiento a mi progreso, y me siento bien de ver pequeñas mejoras en cada ciclo de entrenamiento.

Utilizo una simple hoja de cálculo de Excel para mi propio registro, pero existe una gran selección de aplicaciones que puedes descargar en tu teléfono para llevar un registro de tu ejercicio.

Las aplicaciones de acondicionamiento físico más populares para corredores o personas que caminan mucho no solo funcionan como podómetro, sino que también registran los detalles de cada sesión, como la distancia recorrida, la velocidad, las calorías quemadas, etc.

Otras aplicaciones facilitan el registro y aumento del peso levantado durante cada sesión para una intensidad óptima, o simplemente te mantienen más responsable al permitirte marcar cada día que te ejercitas.

Recompénsate

Las pequeñas recompensas al final de cada sesión pueden aumentar tu motivación en los días en que no tienes ganas de hacer ejercicio.

A veces, cuando voy a nadar, no me siento motivado para completar mi número habitual de vueltas. Sin embargo, cuando me digo que voy a meterme al jacuzzi por unos minutos al terminar mi ejercicio todo mejora, ya que sé que hay algo agradable esperándome al final de la sesión.

No necesito motivación para ir a escalar, pero cuando estoy en el gimnasio de escalada, la visión de tener una buena comida al volver a casa – cansado, después de una sesión difícil – puede darme energía adicional para escalar.

83

Si hay un sauna en tu gimnasio, prométete una sesión allí una vez que termines tu ejercicio regular. Si estás a punto de salir a correr, piensa que al terminar te sentarás a ver una sesión maratónica libre de culpa de tus programas de TV favoritos. Si estás dolorido tras tu sesión de entrenamiento anterior y no tienes ganas de hacer ejercicio de nuevo, prométete que recibirás un masaje, pero solo si completas tu entrenamiento durante el día.

Preferentemente proponte recompensas saludables, o al menos recompensas que no afecten tu progreso. Salir a correr por una hora solo para comerte un enorme bizcocho después no es una buena idea. Reunirte con tus amigos para tomar un café después de un paseo en bicicleta de 90 minutos es mejor.

Escucha música, podcasts o audiolibros

Un estudio llevado a cabo en 2012 ha demostrado que escuchar música reduce la percepción de esfuerzo al ejercitarse con una intensidad de baja a moderada por ~10%[39]. Además, escuchar tus canciones favoritas durante el ejercicio puede disminuir tu renuencia a realizar actividad física.

Los podcasts o audiolibros también pueden ser una buena alternativa a la música si te gusta escucharlos. Aunque quizá no reduzcan la percepción del esfuerzo, facilitarán más tus sesiones y posiblemente te harán sentir que el tiempo vuela.

Por lo general no me gusta andar en bicicleta solo, pero si no lo he hecho por unos días y no puedo encontrar a un compañero, descargo algunos podcasts en mi teléfono y los escucho mientras doy un paseo en bicicleta. Esto ayuda a hacer del ciclismo, por lo general aburrido, una actividad más emocionante.

Benefíciate de la falacia del costo hundido

La falacia del costo hundido es la tendencia a continuar haciendo algo una vez que se ha realizado una inversión de recursos, como dinero, esfuerzo, o tiempo, incluso cuando ya no es racional continuar[40]. En esencia, es seguir malgastando aún más recursos.

Por ejemplo, las personas que han comprado un boleto no reembolsable para una película irán a verla, aun si en realidad ya no tienen ganas (porque de lo contrario perderían el dinero gastado en el boleto).

Mientras que en la mayoría de los casos la falacia del costo hundido conduce a decisiones irracionales e incluso más gastos, puedes utilizarla en tu beneficio para mantenerte motivado a hacer ejercicio: solo paga por adelantado una suscripción al gimnasio (o algo similar) por 3, 6, o 12 meses, y déjate caer víctima de esta falacia para que tengas la motivación de no desperdiciar tus recursos.

Yo voy a nadar una vez a la semana. No me resulta tan agradable como otras actividades (aunque aun así me gusta), por lo que un pase de 3 meses (a pesar de ser muy barato) me da una motivación adicional para acudir a la piscina por lo menos una vez a la semana. No quiero desperdiciar mi inversión, aun cuando saltarme unos cuantos días significaría perder solo un poco de dinero.

Si bien esta técnica por sí sola no garantiza que permanecerás motivado para hacer ejercicio, es solo otra herramienta que te podría ayudar a mantener tus resoluciones durante el suficiente tiempo como para desarrollar un hábito permanente.

COMO PERMANECER MOTIVADO PARA EJERCITARTE: BREVE RESUMEN

1. Establecer metas – tanto metas relacionadas con tu desempeño como metas más generales – te mantendrá motivado, tanto en las primeras etapas de aprendizaje de un nuevo deporte, como al practicarlo durante algunos meses o incluso algunos años.

Haz que tus metas sean específicas, mensurables, alcanzables, realistas, y de tiempo limitado, pero no te vuelvas loco: si tu principal razón para ejercitarte es la salud y la condición física no tienes que llevar un registro de cada pequeño aspecto de tu desempeño. Establece metas simples para que puedas registrar tu progreso y lograr que éste te mantenga motivado, y no necesariamente para convertirte en un atleta de clase mundial.

2. En caso de ser más experimentado en un deporte determinado, no solo establezcas nuevas metas a largo plazo, sino también establece metas que te conduzcan a mejoras rápidas y visibles (generalmente relacionadas con algo que no practicas

a menudo, pero que será un bienvenido cambio de tu enfoque principal). Estas divertidas "misiones secundarias" te ayudarán a mantener un mayor disfrute de tus sesiones regulares.

3. Inicia una cadena en tu calendario y marca los días con una gran X roja por cada día que hagas ejercicio. Suena como una tontería, pero puede ser suficiente para ayudarte a seguir motivado hasta que el hábito de ejercicio se convierta en algo permanente en tu vida.

4. No pienses en términos de "todo o nada" en tus días de pereza. Si no consigues obligarte a ir al gimnasio, ponte los zapatos de correr, o asiste a una clase de yoga, o al menos lleva a cabo una alternativa fácil como algunos ejercicios de peso corporal en casa, un breve paseo, o ejercicios de estiramiento dinámico. Esto es mejor que no hacer nada y reduce el riesgo de que abandones tu hábito por completo.

5. Lleva un registro de tu acondicionamiento físico. Incluso escribirlo en una hoja de papel con unas pocas palabras describiendo la sesión será suficiente para dar seguimiento a tu progreso y

aumentar tu motivación para continuar conforme ves tus avances.

6. Recompénsate por hacer ejercicio, especialmente en los días en que no te apetece hacerlo. Asegúrate de que las recompensas sean beneficiosas para ti, o que por lo menos no perjudican tu acondicionamiento físico. Piensa en relajación y disfrute, no en indulgencia exagerada.

7. La música puede reducir la percepción del esfuerzo durante el ejercicio. Si practicas un cierto tipo de actividad en solitario, escuchar música puede ser una buena manera de entusiasmarte al realizar tus ejercicios y hacer que se sientan menos extenuantes. También puedes escuchar podcasts o audiolibros.

8. La falacia del costo hundido (la tendencia a seguir invirtiendo recursos en cosas en las que ya has invertido, aunque sea algo que ya no quieres hacer) puede ayudarte a mantenerte motivado para hacer ejercicio. Paga una suscripción al gimnasio a largo plazo (o un pase para cualquier sitio al que acudas a practicar deportes) y piensa en ello la próxima vez que no tengas ganas de hacer ejercicio. Tu cerebro te

engañará de forma irracional, haciéndote pensar que estás perdiendo mucho al permitir que tu suscripción o tu pase se desperdicien. En consecuencia, será más probable que los utilices.

Capítulo 4: Cómo disfrutar del ejercicio

Te gustaría empezar a hacer ejercicio, pero te resulta aburrido o simplemente no te gusta. Pero ¿es siempre realmente tan aburrido? ¿Siempre tienes que pensar en el ejercicio como si fuera algo poco placentero o como una obligación?

No necesariamente.

En este capítulo vamos a compartir los consejos más importantes para empezar a disfrutar del ejercicio, por lo que ya no tendrás que obligarte a hacerlo, sino que realmente te entusiasmará. Y es más sencillo de lo que piensas. Lo único que tienes que hacer es aprender algunos trucos para evitar los tipos aburridos de ejercicio y encontrar a actividades físicas que te harán adicto (de una forma positiva).

Haz esto y nunca vuelvas a odiar el ejercicio

"Si trabajar en tu sesión de ejercicios se siente como un 'trabajo', entonces no vale la pena", es una regla básica que te ayudará a evitar los tipos incorrectos de ejercicio.

Por supuesto, aprender a disfrutar de una actividad específica a veces toma más de una o dos sesiones, pero generalmente es fácil darte cuenta cuando algo se siente como un trabajo y cuando se siente como un juego. En caso de duda, siempre elige el juego.

Si sientes que la única razón por la que estás haciendo cierto ejercicio es porque es bueno para ti, entonces en realidad es malo para ti. Esto termina por agregar demasiado estrés a tu vida al introducir otra obligación que "es por tu propio bien". El ejercicio solo deja de ser una carga y se convierte en una actividad que mejora la calidad de tu vida cuando te gusta y lo harías de buena gana, aún si no trajera beneficios para tu salud.

Por esta razón yo me mantengo alejado de todo tipo de clases estructuradas de acondicionamiento físico en las que la finalidad no es la diversión y deportividad general, sino los beneficios generales del ejercicio.

Una regla general es que, si no tiene un nombre simple que la mayoría de la gente inmediatamente reconoce y les da una idea de lo que se trata, mantente alejado de ella, a menos que realmente la encuentres divertida.

"Ejercicios para quemar grasa", "clases de fitness para mujeres mayores de 40 años", "vientre plano" o "shock fitness" son ejemplos de clases que probablemente encontrarás aburridas o, al menos, poco inmersivas. El yoga, el tenis, el baloncesto o el golf pueden proporcionar una fuente interminable de inspiración y motivación para ejercitarte, porque te ofrecen algo más que solo quemar la grasa del vientre.

Si te gustan las clases de acondicionamiento físico estructuradas, está muy bien; sigue adelante con ellas. Sin embargo, si siempre las has aborrecido, pero sentías que era tu obligación ir al gimnasio local y tomarlas porque "se llaman 'fitness para vientre plano' y eso es lo que quiero", mejor omítelas.

Sin importar cuánto tiempo sigas tomando estas clases, nunca dejarán de ser un reto para tu fuerza de voluntad y una razón para procrastinar. Si bien pueden proporcionar resultados, ¿por qué obligarte a sufrir tanto cuando puedes optar por algo más agradable en su lugar?

Pregúntate qué es lo que realmente te parece divertido, independientemente de lo tonto o inadecuado que parezca para tu edad, género, antecedentes, etc., y hazlo.

¿Te fascina el pole dance? Hazlo. Sí, incluso si eres hombre. No serás menos hombre por elegirlo por encima del levantamiento de pesas en el gimnasio.

¿El Krav magá suena como algo que practicarías con entusiasmo? No serás menos mujer si decides dominar este sistema de autodefensa israelí en lugar de ponerte una camiseta rosa y asistir a clases de aeróbics.

Desecha los estereotipos y dirígete a donde está la emoción. Deja que otros suden la gota gorda haciendo ejercicios que odian mientras que tú activas tu cuerpo con una sonrisa en la cara.

Podría enumerar aquí una gran cantidad de ideas de deportes que practicar, pero en última instancia, tu elección final dependerá de lo que esté disponible en tu área, lo que puedas incluir en tu horario, si te emociona, y si eres físicamente capaz de hacerlo.

9 tipos de actividad física no deportiva para disfrutar

Supongamos que no logras encontrar un deporte que te gustaría practicar. O que no quieres aprender ningún deporte específicamente, lo único que quieres es mover tu cuerpo de una forma disfrutable y saludable. Aunque pienso que enfocarte en un deporte específico es mejor porque te ofrece estructura y una manera fácil de rastrear tu progreso, eso no significa que sea la única opción.

A continuación están algunas actividades físicas que no se centran en un deporte específico, y solo son algunas buenas formas de volverte físicamente activo. La mayoría de ellas requieren que te olvides de ser un adulto serio y responsable, y en su lugar adoptes un espíritu infantil de juego y exploración.

1. Ir a un cuerpo de agua

Visita el cuerpo de agua más cercano – un lago, océano, mar, etc. – y pasa allí una mañana o tarde entera con un grupo de amigos o familia. Nada un poco, camina, da un paseo, o juega con un Frisbee.

Algunas horas pasadas de tal manera no se sentirán como ejercicio en absoluto, mientras que te ofrecerán diversas oportunidades de poner tu cuerpo en movimiento.

2. Ir de excursión

Si te gustan los paisajes hermosos y explorar la naturaleza, pocas cosas son mejores que el excursionismo. Esto te permite beneficiarte tanto de la belleza de la naturaleza como del ejercicio.

Las caminatas de unas cuantas horas proporcionan más de la cantidad mínima de ejercicio que debes realizar cada semana. Además, ejercitan diferentes partes de tus músculos, especialmente cuando vas de excursión a las montañas. Por último, no se sienten como un aburrido conjunto de ejercicios y eso estamos buscando.

3. Síguele el paso a un niño

Si alguna vez has intentado seguirle el paso un niño de 5 años, entonces sabes cuánta energía tiene y lo difícil que es no perder el aliento cuando intentas participar en todos los juegos que inventa.

Por lo tanto, es un tipo de actividad física ideal para cualquier persona que no gusta del ejercicio regular. No se siente como ejercicio porque no es ejercicio, es juego puro. También cumple un importante papel al fortalecer tu vínculo con el niño, ya sea tu sobrino, tu hijo, o el hijo de un amigo.

4. Juega al Twister

Por favor, no digas que solo es para niños. La gente de todas las edades puede disfrutar de los juegos de destreza, y si rara vez participas en una actividad física que requiera de equilibrio y flexibilidad, el Twister puede ser una gran opción para ti y toda tu familia o un grupo de amigos.

5. Baila

Bailar es otra forma de participar en una actividad física extenuante que no se siente como ejercicio. Prueba el baile tradicional y no un programa de baile y fitness como Zumba que puede sentirse más como una aburrida clase de acondicionamiento físico que como baile y el arte detrás de él.

No importa qué tipo de baile practiques, siempre y cuando lo disfrutes. Unas cuantas horas de baile a la semana – o una noche salvaje de baile cada semana – proporcionará a tu cuerpo el suficiente nivel de ejercicio como para sentir que acabas de terminar una sesión de ejercicio (mientras que no se siente como ejercicio al hacerlo).

6. Adopta un perro

Los perros son los compañeros perfectos para las largas caminatas. Un perro necesita de al menos tres a cuatro paseos al día, cada uno de por lo menos 10 minutos de duración, lo que en total se traduce en aproximadamente el doble de la cantidad mínima de ejercicio que debes hacer cada semana.

Para añadir más actividad, consigue un Frisbee para perros que te ayudará a ejercitar también la parte superior de tu cuerpo. No te sientas tonto persiguiendo al perro o jugando con él.

7. Viaja

Viajar puede ser una gran manera de hacer más ejercicio si pasas más tiempo explorando las atracciones locales y no solo explorando qué tan cómodos son los asientos junto a la piscina.

Cuando te encuentras en una ciudad diferente o en un país extranjero, probablemente tiendes a caminar más, y posiblemente participas en más deportes y actividades físicas en general (por ejemplo, excursiones o clases de surf) solo porque tienes que hacerlo si es que quieres disfrutar de los atractivos locales (¿cuál es el atractivo de ir en autobús a Machu Picchu cuando se compara con hacer una excursión por la ruta completa?).

8. Ten relaciones sexuales

Por favor, no pienses en ello en términos de ejercicio y en las calorías que quemas al hacerlo. El sexo es una poderosa forma natural de estrechar lazos que también puede ofrecer algunos de los beneficios del ejercicio.

Un estudio llevado a cabo en 2013 entre 21 parejas comparó los efectos del ejercicio moderado en una caminadora, y del sexo. Los científicos descubrieron que el sexo se realiza a una intensidad moderada y "en ocasiones puede ser considerado potencialmente como un ejercicio significativo"[41].

Aunque no es probable que el sexo se convierta en tu principal forma de ejercicio, la próxima vez que te encuentres diciendo que no tienes tiempo para el ejercicio, recuerda que puedes reemplazarlo con un tipo diferente de "acondicionamiento físico" que probablemente no será una gran carga en tu fuerza de voluntad.

9. Jardinería y actividades al aire libre

La jardinería, y especialmente las actividades como arrancar la maleza o rastrillar a mano, es una actividad relajante, casi meditativa, que no solo puede ayudarte a reducir el estrés, sino que hará que te muevas un poco y actives más tus músculos.

Otros tipos de actividades al aire libre, como cortar tu propia leña (en lugar de comprarla empacada), o hacer reparaciones en casa, también cuentan como ejercicio de baja intensidad.

El lanzamiento de cuchillo o hacha son habilidades que técnicamente se pueden considerar como un deporte, y también son una buena forma de pasar tiempo al aire libre activamente, y de realizar una sesión de ejercicio sustancial.

¿Qué pasa si no es divertido?

Algunos tipos de ejercicio son necesarios, o al menos se recomienda incluirlos en tu programa de acondicionamiento físico, pero no necesariamente son emocionantes. Un buen ejemplo en mi caso es el estiramiento estático que debe hacerse después de cada sesión de ejercicio.

Para lograr que los estiramientos sean más agradables, trato de encontrar las pequeñas cosas que me gustan de esta actividad, como la sensación de que mis músculos se estiran, o la experiencia casi meditativa de soportar el dolor cuando se trata de estiramientos más dolorosos.

Si se te dificulta realizar los ejercicios que te parecen necesarios, pero no divertidos, trata de descubrir todas las pequeñas maneras en que puedes volverlos más agradables. Aquí la música puede ayudar, al igual que llevar a cabo una actividad en particular con un amigo. Cuando combinas todas estas pequeñas cosas en algo más grande, lo más probable es que asocies esa actividad, de otra forma desagradable o aburrida, con estas pequeñas cosas disfrutables.

Si bien el estiramiento no me resulta divertido y no lo haría si no fuera necesario para prevenir lesiones y para una flexibilidad general, espero con entusiasmo la experiencia relajante de la sesión de estiramiento posterior al entrenamiento (y especialmente los beneficios de prevención de lesiones asociados que me permiten disfrutar más de mis divertidos entrenamientos).

COMO DISFRUTAR DEL EJERCICIO: BREVE RESUMEN

1. Las clases estructuradas de acondicionamiento físico son una buena manera de aprender a aborrecer todo tipo de actividad física y nunca esperarla con entusiasmo. Ya que estos tipos de actividades suelen centrarse en la realización de un ejercicio específico y el trabajo de un conjunto específico de músculos, en lugar de centrarse en la diversión y el dominio, es mejor evitarlos y escoger algo que siempre te ha gustado.

Por otro lado, si disfrutas de estas clases, por favor sigue adelante. La clave es encontrar algo que te resulte divertido, sin importar lo que otros piensen al respecto.

2. No necesitas practicar un deporte específico para participar en actividades físicas. Existen al menos nueve diferentes maneras de mover tu cuerpo sin tener que practicar un deporte en particular. Estas ideas incluyen: ir a un cuerpo de agua, ir de excursión, seguirle el paso a un niño, jugar juegos de destreza como Twister, bailar, jugar o pasear con un

104

perro, viajar, tener relaciones sexuales, y la jardinería u otro tipo de actividades al aire libre.

3. Si debes realizar un tipo específico de actividad, pero no te entusiasma, vuélvela más disfrutable ya sea descubriendo las pequeñas cosas agradables en ella (por ejemplo, la sensación de relajación al estirar los músculos), o haciendo la experiencia más soportable al escuchar tu música favorita o llevarla a cabo con un amigo.

Capítulo 5: Cómo mejorar la recuperación, prevenir lesiones y manejar el dolor muscular

Tal vez hayas estado ejercitándote por un año o dos y estés teniendo dificultades debido a la baja energía, el dolor o el agotamiento. O cada vez que inicias una nueva rutina de ejercicios tu cuerpo se siente tan dolorido que no quieres volver a ejercitarte, y terminas por volver a tus viejas costumbres.

Una razón común por la que la gente abandona el ejercicio es el malestar, las lesiones o el dolor asociado con la actividad física. De hecho, para las personas acostumbradas a un estilo de vida sedentario, la incomodidad física es probablemente la parte más difícil al introducir un hábito de ejercicio.

Después de todo, es relativamente fácil levantarte del sofá y realizar tu primera sesión de ejercicio, pero se vuelve mucho más difícil una vez que te levantas al día siguiente y cada músculo en tu cuerpo se siente como si estuviera frito.

Si apenas estás comenzando, el dolor muscular está garantizado. Una lesión – incluso una pequeña que se cura en pocos días – es también uno de los riesgos para un cuerpo sin entrenamiento. Puede disuadirte de realizar tu siguiente sesión de ejercicio, rompiendo así tu cadena. Desafortunadamente, cuanto más tiempo te tomes más probable será que te vuelvas a sentir dolorido de nuevo después de tu próxima sesión.

El DMAR (dolor muscular de aparición retardada) es imposible de evitar cuando no te has ejercitado en mucho tiempo. Sin embargo, de acuerdo con Brad Schoenfeld y Bret Contreras, y contrariamente a lo que algunas personas piensan, experimentar dolor muscular después de una sesión de ejercicio no es un buen indicador de si el ejercicio fue eficaz o no[42].

En otras palabras, no caigas en la trampa de pensar que si te sientes dolorido es porque has tenido un buen entrenamiento. Esta es una retorcida forma de pensar que puede llevarte a asociar el acondicionamiento físico con el dolor, lo que a su vez te conducirá a tener problemas con la fuerza de voluntad. Además, puede provocar una lesión, haciendo que el apegarte a tu nuevo hábito sea poco práctico o incluso imposible.

Aunque no es posible evitar el DMAR por completo, sí puedes reducir su severidad. En cuanto a las lesiones, la mayoría de los riesgos pueden ser eliminados al seguir algunos consejos simples. En consecuencia, reducirás el riesgo de crear barreras adicionales para tu hábito de ejercicio.

Dado que es difícil estudiar el DMAR o la recuperación y ofrecer pruebas concluyentes sobre posibles terapias, las ocho ideas a continuación únicamente son sugerencias para probar y no métodos infalibles que funcionan para todos. Aun así, pruébalos la próxima vez que sientas dolor y posiblemente reducirás tu resistencia al siguiente entrenamiento.

1. Rodillo de espuma

Dado que la auto liberación miofascial (liberación de la tensión muscular dirigida) es una forma emergente de terapia, todavía no existe la suficiente evidencia científica concluyente con respecto a ella (por ejemplo, los estudios disponibles se llevaron a cabo en solo unos pocos participantes).

Sin embargo, una revisión sistemática realizada en 2015 sugiere que el rodillo de espuma puede ser eficaz como una manera, tanto previa como posterior al ejercicio, de reducir el dolor muscular[43]. Otra revisión sistemática realizada en 2015 también sugiere que el rodillo de espuma puede mejorar la recuperación[44] y aligerarle la carga a tu fuerza de voluntad para seguir haciendo ejercicio.

Un estudio canadiense sobre el rodillo de espuma y el DMAR llevado a cabo en 2015 ha demostrado que 20 minutos de rodillo de espuma después del ejercicio (inmediatamente después, 24 horas después, y 48 horas después) redujo el DMAR en 8 participantes al ser medido en términos de tiempo de aceleración, potencia, y resistencia dinámica[45]. No es en modo alguno una prueba definitiva de que te funcionará, pero es una buena idea probarlo, ya que solo te traerá beneficios.

Si deseas probar cómo funciona el rodillo de espuma en tu cuerpo, invierte en un rodillo de espuma y mira algunos videos instructivos en YouTube sobre cómo usarlo. A continuación, utiliza el rodillo de espuma después de cada sesión, e idealmente en los siguientes dos días también (que es cuando los músculos estarán más doloridos).

Por favor, ten en mente que usar el rodillo de espuma será doloroso, especialmente durante las primeras semanas en que tendrás que lidiar con todas las tensiones acumuladas en tu cuerpo entero. Sin embargo, la liberación de tensión y la relajación de los músculos te ayudará a sentirte mejor en general, por lo que te será más fácil hacer ejercicio.

Al momento de escribir este libro he estado usando sistemáticamente mi rodillo de espuma tres veces a la semana durante unos dos años. Me parece una herramienta extremadamente útil para reducir la tensión en mi espalda y pantorrillas, lo que me ayuda a desempeñarme mejor durante mis sesiones de ejercicio, así como a reducir el riesgo de lesiones.

2. Recibir un masaje

Se ha encontrado que el masaje es eficaz para aliviar el DMAR, pero no para mejorar el funcionamiento muscular. En otras palabras, es útil por los beneficios psicológicos del dolor reducido, pero no mejorará la recuperación física de tu cuerpo.

Un estudio conducido en 2003 mostró que el masaje realizado dos horas después del ejercicio no mejoró la función de los isquiotibiales, pero redujo la intensidad del dolor 48 horas después del ejercicio[46].

Otro estudio realizado en 2005 determinó que un masaje deportivo de 10 minutos 3 horas después del ejercicio fue efectivo para aliviar el DMAR en aproximadamente un 30%. También contribuyó a reducir la hinchazón[47].

Sin embargo, otro estudio publicado en 2005 concluyó que "El masaje posterior al ejercicio ha demostrado reducir la gravedad del dolor muscular, pero no tiene efectos sobre la pérdida de función muscular"[48].

Por último, una revisión llevada a cabo en 2013 acerca de los efectos de la terapia de masaje sobre el DMAR ha mostrado evidencia no concluyente similar: el masaje puede ayudar a reducir el dolor, pero no mejora el rendimiento[49].

Si apenas estás comenzando con tu hábito de ejercicio, es posible que el dolor represente una barrera para que vuelvas a ejercitarte en dos o tres días. Si te apetece experimentar, recibe un masaje (masaje deportivo profundo, no el masaje relajante regular) en los músculos que fueron los más activos durante tu ejercicio. Incluso si no te ayuda con la recuperación física, deberá ayudarte a reducir el dolor, lo que a su vez te facilitará un poco más el ejercitarte de nuevo.

3. Beber café o té

Sorprendentemente, la cafeína no solo es buena para convertir a los zombis en personas por las mañanas, sino también para reducir el dolor muscular.

Un estudio realizado en 2013 ha demostrado que la ingestión de cafeína inmediatamente antes de hacer ejercicios de resistencia para la parte superior del cuerpo mejora el rendimiento. Además, la ingesta continua de cafeína en los días posteriores al ejercicio disminuyó la percepción de dolor[50].

Resulta que tienes otra buena razón para seguir bebiendo café o té. Por supuesto, las píldoras de cafeína probablemente funcionarán mejor que beber té o café, pero una bebida mucho más agradable aun te ayuda no solo a darte más energía para el ejercicio, sino también a reducir el dolor después de él.

4. Obtener los nutrientes adecuados

Estudios en tamaños pequeños de muestra sugieren que una nutrición adecuada puede ayudar con la recuperación, así como con el dolor muscular.

Por ejemplo, un estudio realizado en 2006 con 17 hombres demostró que los suplementos con aminoácidos reducen la pérdida de fuerza muscular asociada al ejercicio[51].

Un estudio conducido en 2010 entre 12 mujeres ha confirmado los mismos resultados acerca de que el daño muscular puede ser suprimido por la suplementación con AACR antes del ejercicio[52].

La forma más sencilla de obtener aminoácidos antes del ejercicio es consumir AACR (aminoácidos de cadena ramificada). Se pueden comprar en forma de cápsulas o en polvo en cualquier tienda de suplementos (y probablemente en tu gimnasio también).

Los antioxidantes son otra pieza del rompecabezas. Reducen la inflamación excesiva, promoviendo así la recuperación y la disminución del dolor.

Un documento publicado en 1996 acerca del papel de las vitaminas y enzimas antioxidantes en la prevención del daño muscular causado por el ejercicio señala claramente que "la interrogante de si las vitaminas antioxidantes y las enzimas antioxidantes desempeñan un papel protector en el daño muscular inducido por el ejercicio puede ser contestada afirmativamente. Los estudios humanos revisados indican que, la suplementación de vitaminas antioxidantes se puede recomendar a las personas que realizan ejercicio pesado regularmente"[53].

Un estudio realizado en 2012 acerca de los arándanos y el daño muscular inducido por el ejercicio, ha demostrado que un batido de arándanos antes y después del ejercicio acelera la recuperación de la fuerza isométrica del pico muscular.

También hay estudios que abarcan los efectos benéficos que el jugo de cereza tiene en la recuperación.

En un estudio británico, se ha encontrado que beber 350 ml (12 fl oz) de jugo de cereza dos veces al día durante ocho días disminuye algunos de los síntomas del daño muscular inducido por el ejercicio[54].

Otro estudio llevado a cabo en 2011 coincide, mostrando que el jugo de cereza Montmorency reduce el daño muscular causado por el ejercicio de fuerza intensiva[55].

Sin embargo, otro estudio conducido en 2010 acerca del consumo de jugo de cereza agria después de correr un maratón, también ha confirmado los mismos resultados. Como señalan los científicos: "El jugo de cereza parece proporcionar un medio viable para ayudar a la recuperación tras el ejercicio extenuante al aumentar la capacidad antioxidante total, la reducción de la inflamación, la lipoperoxidación, y así ayudar en la recuperación de la función muscular"[56].

Por último, pero no menos importante, un estudio estadounidense realizado en 2010 ha demostrado que el consumo de jugo de cereza agria durante 7 días, antes y durante una intensa carrera a pie, puede minimizar el dolor muscular posterior a la carrera[57].

Todos estos estudios sugieren que los alimentos ricos en propiedades antioxidantes y antiinflamatorias pueden ayudar a reducir el daño muscular y el dolor durante el ejercicio extenuante. Abastécete de bayas y jugo de cereza agria, consúmelos antes y después de hacer ejercicio, y sufrirás menos después de tus primeros entrenamientos y tendrás más fuerza de voluntad para seguir adelante.

5. Calentamiento, estiramiento, enfriamiento

Es importante empezar cada sesión de ejercicio con un calentamiento adecuado (pre-entrenamiento) y terminarla con una rutina de ejercicios de enfriamiento, como saltos de tijera, bicicleta estacionaria, trotar, etc. El objetivo del calentamiento es preparar a tu cuerpo para el ejercicio y reducir el riesgo de lesiones. El objetivo del enfriamiento es ayudar a tu cuerpo a pasar del ejercicio al descanso.

Un documento publicado en 2007 ha demostrado que debes tener un protocolo de calentamiento y estiramiento dentro de los 15 minutos antes de la actividad física para recibir el mayor beneficio y evitar lesiones[58].

Un metaanálisis de 32 estudios realizado en 2010 determinó que el calentamiento mejora el rendimiento en el 79% de los criterios examinados, y que "existe poca evidencia que sugiera que el calentamiento es perjudicial para los participantes en los deportes.[59]" Si bien se necesitan más estudios bien conducidos para comprobar el papel beneficioso del calentamiento, podemos decir con seguridad que el calentamiento es tan necesario como cualquier entrenador deportivo afirma.

Existen dos tipos de estiramiento, los cuales son necesarios para la prevención de lesiones, así como

117

para mejorar la recuperación y minimizar el dolor muscular.

El primer tipo es el estiramiento estático, con el cual probablemente estás más familiarizado: sostener un estiramiento entre 30 a 90 segundos, por lo general con una sensación de ardor en los músculos que estiras.

Este tipo de estiramiento solo debes hacerlo después de ejercitarte y no antes, ya que puede reducir tu fuerza causando inestabilidad de las articulaciones[60]. Un metaanálisis llevado a cabo en 2013 ha concluido que el empleo del estiramiento estático como la única actividad durante la rutina de calentamiento generalmente se debe evitar debido a la reducción de la resistencia, la potencia y el desempeño[61].

El estiramiento estático – cuando se realiza después del ejercicio – es beneficioso para la recuperación y aumento de fuerza, pero no necesariamente para el DMAR (un metaanálisis del 2011 sugiere que no reduce el DMAR en absoluto[62]).

Pavel Tsatsouline, ex instructor de entrenamiento físico de las fuerzas especiales soviéticas escribe en un artículo: "Los beneficios del estiramiento son enormes. El estiramiento puede aumentar tu fuerza en un 10%. Esto es mucho. El hombre [el ruso Maestro del Deporte, Alexander Faleev] explica que 'cuando levantas un peso, tus músculos se contraen. Y después del ejercicio los músculos permanecen contraídos por un tiempo. El subsecuente restablecimiento de la longitud de los músculos es lo que se conoce como recuperación. Mientras el músculo no haya restablecido su longitud no se ha recuperado. Por lo tanto, quien no estira sus músculos retrasa el proceso de recuperación, así como sus progresos.' Además, la tensión y la relajación son dos caras de la misma moneda, 'si el músculo olvida cómo alargarse, se contraerá de peor forma. Y eso es un estancamiento de la fuerza'"[63].

Yo aprendí mi lección acerca del poder del estiramiento estático cuando mi terapeuta manual me recomendó comenzar a hacerlo después de cada sesión de escalada para combatir el dolor en las

119

articulaciones de los dedos y los pies (ambos comunes entre los escaladores principiantes), y para la prevención general de lesiones en todo el cuerpo. Después de solo una semana, noté una disminución considerable del dolor, y una enorme mejora en mi flexibilidad general al ascender. Tres semanas después, el dolor era casi inexistente. He sido un creyente del estiramiento desde entonces.

El segundo tipo de estiramiento es el estiramiento dinámico, también llamado estiramiento balístico. Debes realizar este tipo de estiramiento antes del ejercicio junto con el calentamiento. A diferencia del estiramiento estático, un estudio conducido en 2008 encontró que el estiramiento dinámico mejora la potencia, la fuerza, la resistencia muscular, la capacidad anaeróbica y la agilidad[64].

Una vez que comencé a poner más énfasis en el estiramiento dinámico y los calentamientos antes de mis sesiones de escalada, disminuyó la aparición de pequeños dolores al ascender y disfruté de una mayor flexibilidad también.

Explicar cómo realizar estiramientos estáticos o dinámicos va más allá del alcance de este libro. Una búsqueda rápida en YouTube te proporcionará todas las rutinas que necesitas para el estiramiento adecuado antes y después del ejercicio.

6. Meterse a un sauna

Un estudio tailandés y malayo llevado a cabo en 2015 ha demostrado que la visita a un sauna antes del ejercicio puede ayudar a reducir el dolor muscular de aparición retardada en los extensores de la muñeca[65]. Estos resultados son consistentes con el consejo general que dice que si deseas tratar el dolor muscular, aumentar el flujo sanguíneo a los músculos con el consiguiente incremento de oxigenación puede ayudarte a sentirte mejor.

En un artículo sobre saunas y recuperación, el especialista en medicina deportiva, David Geier, menciona que un sauna "te hace sudar y puede ayudar a liberar endorfinas. Y el calor también aumenta el flujo de sangre al músculo y a la periferia del cuerpo, lo que probablemente ayuda a los músculos doloridos a sentirse mejor temporalmente".

121

También señala que, aunque meterse al sauna no es una buena idea después de un entrenamiento – sentarse en un sauna durante más de cinco minutos es una forma de ejercicio pasivo que retrasará el proceso de recuperación – pasar unos minutos en el sauna antes de tu sesión de ejercicios es una mejor idea porque "de hecho puede ayudarte a sentirte calentado y aliviar algún dolor muscular inmediato"[66].

Para resumir, mientras que el sauna posterior al ejercicio probablemente no ayudará mucho a largo plazo, te hará sentir mejor temporalmente y puede prepararte psicológicamente para la sesión siguiente. Para un mayor beneficio, considera pasar unos minutos en un sauna antes de hacer ejercicio.

7. Dormir

La recuperación adecuada no puede ocurrir sin un sueño de buena calidad. Numerosos estudios han demostrado que la pérdida de sueño – y, especialmente, la pérdida crónica de sueño[67] – afecta negativamente al desempeño humano en gran medida[68] [69].

Una revisión realizada en 2014 ha demostrado que la privación del sueño puede tener "efectos significativos en el desempeño atlético, especialmente en el ejercicio submáximo y prolongado. La falta de sueño también puede influir en el aprendizaje, la memoria, la cognición, la percepción del dolor, la inmunidad y la inflamación"[70].

No hay duda de que dormir bien es una parte obligatoria de un régimen de recuperación adecuado. Idealmente, debes dormir el suficiente número de horas diariamente, y no tratar de recuperar el sueño perdido los fines de semana. Recuperar horas de sueño durante el fin de semana no eliminará mágicamente todos los síntomas provocados por la falta de sueño[71] , ya que se necesita de más tiempo para remediar la privación del sueño a largo plazo.

Te interesará saber que la falta de sueño puede aumentar la sensibilidad al dolor, tanto del dolor agudo (que dura menos de 3 a 6 meses) como del dolor crónico[72]. Si sufres de una lesión o tienes cualquier dolor crónico, debes asegurarte de que estás durmiendo lo suficiente.

En cuanto a la cantidad de horas que debes dormir, todo depende de cómo te sientas. Después de aquellos días particularmente agotadores (de practicar natación, tenis y escalada el mismo día) yo duermo hasta 10 horas o más si siento que lo necesito. No me reprendo por la mañana por no despertarme lo suficientemente temprano. Las dos horas adicionales que podría "ganar" si me levantara antes alargarían mi tiempo de recuperación, al tiempo que reducirían mi sensación general de bienestar y mi rendimiento.

8. Ejercitarse de nuevo

Por último, pero no menos importante, la noticia que probablemente no quieres escuchar: una de las mejores maneras de reducir el DMAR es hacer ejercicio de nuevo.

Se ha demostrado que la hipoalgesia inducida por el ejercicio (aumento del umbral de dolor y tolerancia al dolor gracias al ejercicio) ocurre en los entrenamientos de resistencia de deportes como correr, andar en bicicleta y nadar[73]. Si sufres de dolor muscular, dar un paseo en bicicleta, correr, o tomar un baño, puede ayudar temporalmente a calmar el dolor.

Siempre que sufro de DMAR, generalmente hago más ejercicio a pesar del dolor. No sentirás tanto dolor al ejercitarte como esperarías, y el dolor disminuirá enormemente después de tu sesión.

Por favor, ten en cuenta que no necesariamente debes trabajar tus músculos con la misma intensidad que el día anterior. Realizar ejercicios ligeros – aun si es solo un simple paseo para el dolor en las piernas – te ayudará.

Cuando el conocimiento general de hecho reduce tu fuerza de voluntad

Muchos atletas toman duchas frías, usan terapia de contraste (alternando entre duchas calientes y frías), o se sumergen en agua fría para mejorar la recuperación o reducir el DMAR. Es posible que sigas este consejo también y, sin saberlo, reduzcas tu fuerza de voluntad al emplear esta terapia para la aplicación incorrecta.

La ciencia no ha encontrado pruebas sólidas de que cualquiera de estos métodos por sí mismos sean suficientes para reducir el DMAR de forma notable. De hecho, cada vez surgen más estudios que afirman que la terapia de frío solo proporciona un efecto placebo y al mismo tiempo afecta negativamente al desempeño.

Un estudio japonés conducido en 2015 descubrió que, el grupo de participantes que empleó enfriamiento después del ejercicio experimentó aumentos significativamente menores o nulos en la fuerza, el diámetro muscular y la resistencia, en comparación con el grupo que no empleó el enfriamiento[74].

En otras palabras, prestar atención a los consejos comunes puede hacerte más débil la próxima vez que hagas ejercicio y esto te desanime a seguir ejercitándote.

Algunos estudios sugieren que existe la posibilidad de que tales terapias puedan ayudarte – en un mínimo grado, estadísticamente insignificante – con la recuperación auto reportada (y no basada en mediciones objetivas como el aumento de la fuerza)[75].

Un estudio francés realizado en 2010 muestra que la crioterapia de todo el cuerpo tras el ejercicio intenso puede ayudar[76], aunque me cuesta imaginar a la mayoría de la gente buscando una cámara de crioterapia cercana inmediatamente después de ejercitarse, soportando tres minutos a -110° C (-166° F), solo para mejorar un poco su recuperación.

Como Gabe Mirkin, médico de medicina deportiva, dice: "Para lo único que son buenas casi todas las terapias de congelación son para obtener un efecto placebo"[77]. Si la evidencia anecdótica te convence, puede valer la pena que pruebes una terapia simple con duchas frías o bolsas de hielo, aunque solo sea para obtener una mejor percepción de tu propio bienestar o un efecto placebo (bueno, aun así ayuda ¿cierto?).

Un documento de investigación de Singapur dado a conocer en 2010 dice que "un enfoque holístico de recuperación proporcionará una mejor respuesta que una técnica de recuperación aislada"[78]. Si la terapia de frío te hace sentir bien y te ayuda a mantener la motivación para hacer ejercicio a pesar del dolor, por favor no la abandones.

Sin embargo, de acuerdo con el profesor de ciencias del ejercicio de la Universidad de Auburn, David Pascoe, si ya rebasas la máxima fuerza, es mejor omitirla[79]. Como él señala, "Si los atletas se sienten muy doloridos, se meten a la tina, y salen sintiéndose bien, van a ejercitarse mejor. Esto podría ser un motivo suficiente para considerar el enfriamiento si no estás tan interesado en el desarrollo de músculos y fuerza".

Sin embargo, si sabes que un menor desarrollo disminuirá tu motivación, adopta el enfoque más holístico de hacer calentamientos y estiramientos adecuados, seguir otros consejos de actividades previas al ejercicio para reducir el DMAR, y simplemente, ejercitarte a pesar del dolor.

Por favor ten en cuenta que lo que hemos analizado solo se relaciona con los efectos que la terapia de frío tiene en la recuperación y el DMAR, y no con los otros beneficios de salud que pueden proporcionar (como el alivio del dolor en caso de lesiones).

Cómo tomar un descanso sin romper tu hábito

El sentido común te haría pensar que, cuando comparas a una persona que se ejercita 52 semanas al año con una persona que se ejercita 16-24 semanas al año, la primera sería mucho más fuerte que la segunda. Sin embargo, como el entrenador de fitness Jason Feruggia, y cualquier coach de fuerza te diría, el desarrollo de la fuerza no es tan diferente en cualquiera de estos casos, y los atletas que descansan por más tiempo de hecho pueden obtener mayores ganancias[80].

En consecuencia, los descansos son buenos para ti y pueden ayudarte a lograr los mismos resultados o mejores con menos esfuerzo, si es que eres capaz de volver a tu rutina después de tomar un descanso. Y aquí reside el mayor problema: ¿cómo reanudar el hábito del ejercicio si has estado tomando las cosas con calma durante una o dos semanas, o incluso un

129

mes entero en el caso de un descanso forzado debido a una enfermedad o una lesión?

Lo más importante que debes recordar es nunca dejar de hacer ejercicio completamente. La inactividad física total tiende a promover la pereza, de la cual es difícil escapar una vez que el descanso ha terminado.

Si te ves obligado a tomar un descanso y tienes que evitar todo tipo de ejercicio debido a una enfermedad o una lesión, trata de moverte un poco; al menos tanto como tu médico te lo permita. Si estás tomando un descanso para recuperarte, suspende tus ejercicios regulares más extenuantes por una o dos semanas, pero continúa haciendo otros ejercicios de baja intensidad, como caminar, andar en bicicleta, etc.

Yo me tomo una o dos semanas de descanso cada 12 semanas y no levanto pesas. Estos descansos reducen en gran medida la cantidad de ejercicio que realizo, pero me sirven como una herramienta de recuperación y no me causan ningún contratiempo una vez que reinicio mi rutina. Tomar un descanso del gimnasio no significa que dejes de hacer ejercicio por completo. Yo solo hago pausas en mis sesiones de levantamiento de pesas para dejar que mi cuerpo se recupere mientras que sigo practicando otros deportes, aunque usualmente con menor intensidad.

Además, estos descansos tienen otro propósito importante: me ayudan a mantenerme motivado a levantar pesas, evitando el agotamiento psicológico y físico general y/o lesiones que tienen una mayor probabilidad de ocurrir si te ejercitas de más.

Si mantienes algún tipo de rutina de acondicionamiento físico durante un descanso, aunque solo se trate unas cuantas caminatas a la semana, esto sigue siendo suficiente para ayudarte a reanudar tu rutina anterior una vez que estás listo.

¿Qué pasa cuando volver a tu vieja rutina se traduce en experimentar los viejos problemas que no deseas, como músculos doloridos y renuencia general para ejercitarte, aun cuando sabes que lo disfrutarás una vez que vuelvas a hacerlo?

En tal caso, comienza despacio y aumenta gradualmente la intensidad hasta que sientas que has regresado a tu forma y disposición anteriores. Cuando vuelvo al gimnasio después de mi descanso de una semana no empiezo con los pesos que levanté la última vez que acudí al gimnasio. Normalmente reduzco la intensidad en un 10%, logrando que el entrenamiento se sienta como una sólida sesión de ejercicio, pero no tan dura como para no poder mover mi cuerpo al día siguiente.

El mismo consejo se aplica a otros tipos de deportes. Si usualmente das paseos en bicicleta de dos horas, cuatro veces a la semana, y te tomas un descanso de 14 días, no comiences con cuatro sesiones semanales de dos horas de duración cuando vuelvas a hacerlo. Tómalo con calma, comenzando con dos o tres sesiones de 90 minutos la primera semana. Esto facilitará que tu cuerpo vuelva a acostumbrarse a tu rutina anterior, reduciendo así el dolor y la renuencia general a ejercitarte.

Es una buena idea que desarrolles tu propio sistema de recuperación y te apegues a él sistemáticamente. Por ejemplo, yo siempre me tomo una semana de descanso del gimnasio cada tres meses. Además de eso, me aseguro de aumentar el número de días de recuperación de otros deportes (como escalar) siempre que siento que tengo una baja energía. Tan solo un día adicional de descanso puede tener grandes efectos en tu motivación general, ayudándote a continuar con tu rutina de acondicionamiento físico de forma permanente.

Pero no caigas en la trampa de tomar descansos por capricho. Planéalos con anticipación para evitar tomar descansos dictados por las emociones, solo porque no tienes ganas de hacer ejercicio en un día determinado. Tal comportamiento puede conducir a la destrucción de tu hábito y la reducción de tu motivación.

Por último, pero no menos importante, no te sientas culpable por tomarte un descanso. Siempre y cuando lo hagas semanas o meses después de haber desarrollado un hábito permanente de ejercicio (y no la primera vez que enfrentas obstáculos), no te hará daño y te será de ayuda.

CÓMO MEJORAR LA RECUPERACIÓN, PREVENIR LESIONES Y MANEJAR DOLOR MUSCULAR: BREVE RESUMEN

1. Si estás comenzando a hacer ejercicio, el dolor muscular está garantizado. También existe un mayor riesgo de sufrir una lesión, especialmente cuando tu cuerpo no está acostumbrado a hacer ejercicio en absoluto. Por lo tanto, vale la pena aprender e implementar diferentes formas de manejar el DMAR, mejorar la recuperación y prevenir lesiones.

El rodillo de espuma después del ejercicio es una manera efectiva de reducir el dolor muscular de aparición retardada, así como de prevenir lesiones. El masaje deportivo también ayuda, pero solo sirve para aliviar el dolor psicológico. También se ha demostrado que consumir cafeína disminuye la percepción de dolor.

Una nutrición adecuada también puede promover la recuperación, así como reducir el dolor después del ejercicio. Los aminoácidos esenciales en forma de

AACR pueden ayudar, al igual que los alimentos ricos en antioxidantes y con propiedades antiinflamatorias, como los arándanos o el jugo de cereza agria.

El estiramiento dinámico antes de los entrenamientos ayuda al desempeño y reduce el riesgo de lesiones, mientras que el estiramiento estático después de los entrenamientos ayuda a optimizar la recuperación. No te olvides de las rutinas de calentamiento y enfriamiento adecuadas, ya que ayudan a tu cuerpo a prepararse para el ejercicio (o ayudarlo a pasar del ejercicio al descanso) y a prevenir lesiones.

Acudir a un sauna después de un entrenamiento es otra estrategia que puede ayudar a reducir el dolor y sentirte mejor, aunque principalmente proporciona efectos psicológicos temporales. Para una dosis adicional de disminución del dolor y de calentamiento, considera una sesión corta de 5 minutos en un sauna antes del ejercicio.

No olvides que la recuperación, tanto física como psicológica, no puede ocurrir sin un sueño de buena calidad.

Por último, una de las formas más eficaces de lidiar con el dolor y ayudar a tu cuerpo a recuperarse más rápidamente es hacer ejercicio de nuevo. Incluso una caminata de baja intensidad puede ayudar a disminuir el dolor.

2. Las populares terapias de frío para mejorar la recuperación y reducir el DMAR en realidad pueden ser perjudiciales para tu desempeño en la siguiente sesión de ejercicio, aumentando así las probabilidades de que lo abandones. Los estudios no son concluyentes, pero sugieren que el enfriamiento para DMAR únicamente proporciona un efecto placebo y solo te beneficia de forma psicológica pero no en términos de fuerza máxima y resistencia.

3. Al tomar un descanso del ejercicio no dejes de ejercitarte completamente. Trata de realizar algo de actividad física para que al reanudar tu rutina no aumentes drásticamente la cantidad de ejercicio que realizas de forma inmediata.

Los descansos regulares – cuando no los tomas por capricho y los planeas con anticipación antes de lesionarte o agotarte – pueden ayudar a mantenerte motivado para ejercitarte durante los años venideros. No te sientas culpable por tomarlos. Cuando los tomes de forma correcta no harán más que ayudarte a progresar.

Capítulo 6: Otras cuestiones relacionadas con el ejercicio

Existen muchas cuestiones relacionadas con el ejercicio que solo he analizado parcialmente en los capítulos anteriores o que no he analizado en lo absoluto previamente, pero son partes importantes en la ecuación para crear un hábito de ejercicio de por vida.

En este capítulo hablaremos sobre cómo lidiar con otras personas y su opinión sobre el ejercicio, o su opinión sobre tu plan de ejercicio. El apoyo (o la falta de) puede ser decisivo en tus planes de acondicionamiento físico, y es importante saber cómo lidiar con este problema.

En segundo lugar, hablaremos acerca de cómo manejar tus expectativas (establecer las expectativas equivocadas te desalentará) y cómo manejar problemas de autocrítica, incomodidad y baja autoestima al hacer ejercicio.

Por último, hablaremos de las estaciones y cómo afectan los hábitos de ejercicio (y qué hacer para mantener tu hábito a pesar de los duros inviernos).

Cómo lidiar con otras personas

Como mencionamos brevemente en el prólogo, un estudio realizado en 2009 encontró que la falta de apoyo es la barrera número uno para el ejercicio, superando a la falta de fuerza de voluntad. Esto significa que otras personas pueden reafirmar o poner fin a tus resoluciones, y su influencia tiene mucho que ver con cómo te ves y te sientes.

En el escenario más común, cuando empiezas a hacer ejercicio uno o más de tus amigos (o familiares) físicamente inactivos comienzan a burlarse de ti o a mostrar su resistencia a tu cambio de muchas otras maneras. Esencialmente, la idea que esto comunica es "no te atrevas a cambiar tu vida para mejor". Si lo haces, será obvio que la persona no puede (o no quiere) hacer tales cambios ella misma.

Aunque hay muchas formas diferentes de lidiar con este problema, el único consejo que he encontrado es el más útil, es centrarte en ti mismo e ignorar lo que otros están diciendo.

Todo se reduce a confiar en ti mismo y en tus decisiones. Si sabes que el ejercicio cambiará tu vida para mejor, ¿por qué demonios dejas que otros te influencien para dejar de mejorar? ¿Por temor a ser juzgado por ellos?

Ahora, tampoco considero que deberías convertirte en un lobo solitario tratando de cambiar tu vida sin ningún tipo de apoyo. Ignorar a los demás y confiar en ti mismo es el primer paso. El segundo paso es rodearte de personas que compartan tu actitud.

Afortunadamente, cuando empieces a hacer ejercicio será extremadamente fácil entablar amistad con otras personas que quieren cambiar su vida o que ya la han cambiado.

En el gimnasio de escalada al que asisto es posible conocer a una gran variedad de personas. La gran mayoría de ellos comparte una cosa: les encanta escalar y apoyar a otros que comparten su pasión.

Ya seas una mamá soltera de 40 años, un estudiante de 25 años con sobrepeso, o un hombre de 55 años con un vientre abultado, la mayoría estarán encantados de aconsejarte y brindarte orientación y apoyo para que puedas aprender este deporte. Las amistades suceden de forma natural cuando ambas personas están tratando de resolver el mismo problema de boulder o tratando de escalar la misma ruta.

Las cosas no son muy distintas en otros sitios frecuentados por entusiastas de los deportes. Si asistes a un gimnasio, tanto el personal como otros asistentes te ayudarán. Si quieres aprender a bailar, otros bailarines apasionados estarán allí para apoyarte.

Si la falta de apoyo te molesta mucho, la elección de un deporte que puedas practicar con otros facilitará el entablar amistades con personas que te apoyarán (y te ayudará a ignorar a las personas que no son positivas).

Siempre que es posible, es mejor hacerte de un aliado que sea tu amigo o familiar, pero si no es posible, mira a tu alrededor y haz nuevos amigos. No hay ninguna regla que te prohíba hacer nuevos amigos que te apoyan cuando aprendes un nuevo deporte.

Alternativamente, considera la posibilidad de unirte a un foro dedicado al deporte que deseas aprender. También puedes encontrar una red social de acondicionamiento físico (o utilizar las que ya tienes para seguir y contactar a personas orientadas al deporte).

Muchos de los conocimientos y la inspiración para los deportes que he practicado hasta ahora provienen de mis interacciones en línea, tanto en forma pasiva al leer las publicaciones y artículos de otras personas, como de una forma más directa a través de mensajes personales y la búsqueda de asesoramiento personal.

Ten en cuenta que muchas personas en línea tratan de ofrecer consejos bien intencionados, pero no tienen mucha experiencia por sí mismos. En los foros, el conteo de visitas y la reputación de la publicación pueden ayudarte a identificar cuáles son consejos valiosos y cuáles no. Dentro de las redes sociales estos pueden ser más difíciles de verificar, aunque por lo general puedes confiar en los usuarios más activos que ofrecen consejos exhaustivos.

Sin importar su experiencia, todas las personas – tanto principiantes como expertos – en esos sitios pueden darte apoyo para seguir ejercitándote. Muchos foros ofrecen la posibilidad de crear un hilo de progreso que funciona de la misma manera que un diario público de tus esfuerzos. Si no te preocupa divulgar un poco de información en línea, considera crear tu propio hilo de progreso para que puedas obtener consejos personales de otras personas y convertirte en una inspiración para los demás.

Cómo manejar tus expectativas

Al comenzar a ejercitarte, es posible que establezcas expectativas poco realistas o te compares con los demás, perdiendo así la motivación para hacer ejercicio. Para evitar que estos problemas influyan en tu hábito, tome dos medidas.

La primera medida es familiarizarte con los objetivos específicos realistas de lo que estás haciendo. Establece tus metas de acuerdo con esta información y evita asumir que superarás las probabilidades. Si las superas, genial. Si no, no esperabas hacerlo todos modos, por lo que no arruinarás tu determinación.

Por ejemplo, un principiante de levantamiento de pesas puede creer que será capaz de levantar 91 kg (200 lb) en press de banca en seis meses. Sin embargo, una rápida mirada a los objetivos realistas de acondicionamiento físico demuestra que el varón promedio necesita hasta dos años de entrenamiento para poder levantar 1.2x su peso corporal en press de banca[81].

Cuando el principiante poco realista se da cuenta de que todavía está lejos de alcanzar su objetivo, puede sentirse tentado a rendirse. Después de todo, en su mente ha fracasado y perdido seis meses de su vida, a pesar de que había hecho grandes progresos consistentes con lo que realistamente puede lograrse durante este tiempo.

Siempre que empieces a practicar un nuevo deporte, busca qué metas puedes fijarte y edúcate sobre la realidad de las mismas.

La mayoría de los deportes aparentan ser mucho más fáciles cuando los estás viendo que cuando los pruebas. Esto se debe a que las personas con mucha experiencia tienden a hacer que las cosas se vean fáciles, pero eso solo se debe a que han estado repitiendo los mismos movimientos una y otra vez durante años y años. Es precisamente su experiencia lo que hace que parezca fácil, y no el deporte en sí.

Por desgracia, esto provoca que fácilmente subestimes cuánto tiempo te va a tomar dominarlos. Recuerda esto y encuentra las metas adecuadas para los principiantes, así evitarás la frustración.

La segunda medida – la medida para evitar compararte con otros – tiene que ver con esas personas experimentadas. Vuélvete más consciente de tus habilidades y tus límites, y luego juzga tu desempeño solo en relación a ellos, no a otras personas. En otras palabras, si sientes que te has empujado hasta el límite, culparte por no ser tan bueno como los demás no tiene sentido. Siempre y cuando te aventures fuera de tu zona de confort para crecer y progresar, es todo lo que importa.

En la escalada, las rutas se pueden hacer en una amplia variedad de formas. Un hombre con una estatura de 1.86 m (6'1") puede alcanzar fácilmente un asidero que una mujer que mide de 1.67 m (5'6") no podría alcanzar sin tener que encontrar otro punto de apoyo antes de alcanzar el mismo asidero.

¿Por qué se reprendería a sí misma por no poder terminar la ruta si tenía un conjunto completamente diferente de ventajas e inconvenientes al escalar? Mientras ella está haciendo todo lo posible para escalar la ruta, perder la motivación porque un hombre mucho más alto lo hizo sin ningún problema es ridículo.

Concéntrate en ti mismo, en tus habilidades y en tus límites, y deja que los demás hagan lo suyo.

Pon fin a la autocrítica

Las dudas y la autocrítica pueden desanimarte de intentar hacer cambios en tu vida por miedo a fallar o a quedar como un tonto. Afortunadamente, estos problemas tienen solución, ya que ni la falta de confianza en ti mismo ni la autocrítica son sentencias de por vida que siempre te impedirán mejorar a través del ejercicio.

Las tres razones más comunes para la autocrítica al pensar en el ejercicio son:

1. Pesimismo

La inactividad física a largo plazo puede conducir a pensamientos como "¿A quién estoy engañando? Nunca seré capaz de hacer ejercicio". No es más que pesimismo reforzado por años de intentos fallidos o intenciones que nunca pusiste en marcha.

Por mucho que me encantaría darte una manera infalible de resolver este problema, el pesimismo nunca desaparece de la noche a la mañana y se requiere de práctica constante, autoconciencia, y la voluntad de cambiar, para desarrollar una perspectiva más positiva.

Sin embargo, hay algunas cosas que te pueden ayudar:

a. Apoyo

Si la gente a tu alrededor es pesimista, esto no ayudará a solucionar tu actitud negativa. Si, por otro lado, encuentras apoyo en las personas cercanas a ti y estas abierto a su influencia positiva, te ayudarán a escapar de la trampa del pesimismo.

b. Gratitud

Expresar en pensamientos tu gratitud diariamente, especialmente en cuanto a tu salud y condición física, te ayudará a derribar la barrera del pesimismo.

Cuando empieces a ejercitarte, puedes sentirte agradecido por haber podido caminar 30 minutos sin tener dificultades para recuperar el aliento, o por dar cinco vueltas a una piscina sin pausas. Estos pensamientos positivos – en lugar de reprenderte por lo débil que eres – te ayudarán a asociar el ejercicio con la sensación de bienestar en lugar de sentirte culpable por descuidarte en los últimos años.

c. Ambiente y hábitos positivos

Además de rodearte de personas positivas, asegúrate de eliminar todo tipo de estímulos negativos de tu entorno. Por ejemplo, yo no leo las noticias ni visito ningún sitio cuyo único objetivo es hacerte sentir negatividad. También me mantengo alejado de comportamientos y hábitos negativos, como quejarse, preocuparse, sentirse como una víctima, etc.

Es muy probable que estés consciente de cuáles sitios web, lugares, hábitos y otros estímulos te hacen sentir negatividad. Puede tratarse de un sitio de noticias, una revista de acondicionamiento que te dice que nunca eres lo suficientemente delgado, tu hábito de preocuparte o quejarte, o un gimnasio local donde los recién llegados son recibidos con escepticismo. Si se trata de algo con una alternativa positiva, encuéntrala.

Asegúrate de que lo que te rodea es lo que te hace crecer en lugar de hundirte. Todos estos pequeños cambios combinados te ayudarán a renunciar a la negatividad y centrarte en el lado positivo de la vida, lo que a su vez te ayudará a introducir un hábito de ejercicio en tu vida (que seguirá haciendo crecer tu optimismo).

2. Baja autoeficacia

La autoeficacia se refiere a la creencia en tus habilidades para tener éxito en una situación específica[82]. Tú puedes tener una alta autoeficacia

149

para, digamos, tejer, y una baja autoeficacia para el ejercicio. Si tu creencia en tu capacidad para ejercitarte es baja, será difícil persistir cuando te enfrentes a obstáculos. Será complicado mantener tu rutina y pondrás límites a lo que puedes lograr.

En mi libro, *Confianza: Cómo superar tus creencias limitantes y alcanzar tus metas*, hablo del efecto Galatea[83], un tipo de profecía autocumplida que hace que tus expectativas personales determinen en gran medida tu desempeño.

Si tienes altas expectativas de ti mismo, disfrutarás de un alto desempeño. Si no esperas mucho de ti mismo, tu desempeño sufrirá, probablemente resultando en un descenso de la motivación y en el fracaso.

En el libro que he mencionado analizo profundamente la ciencia detrás de la autoeficacia y ofrezco consejos prácticos para desarrollarla. Para el propósito de este libro, el consejo más importante para construir la autoeficacia es asegurar pequeñas victorias.

La estrategia de establecer pequeños objetivos y lograrlos mientras constantemente empujas tus límites cada vez más te ayudará a desarrollar una mayor confianza en ti mismo, llevándote así a tener un mejor desempeño y menos sentimientos de autocrítica y desánimo.

Cuanto más pequeño y más fácil sea el objetivo inicial, más probable es que continúes con tu rutina hasta que se convierta en un engranaje bien engrasado.

Por ejemplo, si quieres comenzar a nadar, pero tienes miedo de empezar a ahogarte y pasar una vergüenza, inicia en una piscina poco profunda. Recuerda cómo se siente nadar (si es que sabes nadar pero no lo has intentado durante mucho tiempo), y en cada sesión posterior intenta introducir algo más difícil.

Durante las primeras semanas, no intentes nada que tenga una alta probabilidad de fracaso, ya que puedes disminuir tu autoeficacia. Después de una racha de pequeñas victorias serás menos susceptible al desánimo causado por el fracaso.

Si no sabes nadar, busca un instructor o asiste a clases de natación dirigidas a principiantes. El maestro adecuado es consciente de que el agua puede hacer que la gente se sienta insegura y excesivamente nerviosa, y te llevará de la mano para construir tu autoeficacia poco a poco.

Si no sientes que estás listo para las clases, acostúmbrate a la piscina al simplemente pedalear el agua. Utiliza una tabla y otros accesorios de flotación para reducir tu miedo y poco a poco acostumbrarte a estar en el agua. Si continúas con esa rutina por algunas semanas tu miedo disminuirá eventualmente, permitiendo que empieces a considerar las clases de natación.

3. Baja autoestima

La baja autoestima es diferente de la autoeficacia, porque mientras que la autoeficacia se refiere a creencias específicas sobre tus habilidades, la autoestima se relaciona con tu evaluación general de ti mismo. Un sinónimo más contundente de la palabra "autoestima" es "respeto propio", porque a eso es a lo que se reduce: la baja autoestima significa que tienes poco respeto por ti mismo.

¿Cómo se supone que cuidarás de tu cuerpo si te importa tan poco todo tu ser? Algunas tendencias comunes de las personas con baja autoestima incluyen:

- criticarse a sí mismos por todo. La autocrítica hace que introducir cualquier nuevo hábito sea un desafío, porque constantemente te enojarás por ser tan [llena el espacio en blanco].

- hipersensibilidad a la crítica y deseo excesivo de complacer a los demás. Si tienes amigos que no son físicamente activos tratarán de hacerte renunciar a tu objetivo de ponerte en forma, y probablemente tendrán éxito si es que no puedes soportar que la gente te critique.

- indecisión crónica, miedo al fracaso y/o a equivocarte, y perfeccionismo. Todos ellos te paralizarán cuando intentes introducir un hábito de ejercicio.

¿Quieres convertirte en una persona con alta autoestima? Toma conciencia de tus patrones de pensamiento, comportamientos y hábitos actuales, y remodélalos uno por uno para que se asemejen a la persona en que deseas convertirte.

En el pasado yo también sufría de baja autoestima. Para mí fue un largo proceso de autodescubrimiento y de cambiar toda mi identidad, una pieza a la vez.

Los primeros intentos de ejercitarme (cuando todavía pensaba que era un fracasado para el acondicionamiento físico porque siempre fui uno de los peores estudiantes en mis clases de educación física), los primeros intentos de pensar de una manera más positiva (cuando todavía estaba acostumbrado a quejarme cada hora del día y tener pensamientos suicidas), y los primeros intentos de exhibir un comportamiento más seguro (cuando aún me paralizaba el temor a estar entre extraños, en particular mujeres) fueron todos los peldaños sobre los que construí una nueva fundación.

No puedo resumir mi historia en unos pocos párrafos, y no sería justo para ti que lo simplificara a tal punto.

De todas las personas con baja autoestima que he conocido, cada una tuvo que realizar su propia jornada de autodescubrimiento. Estas jornadas generalmente tomaron años antes de establecerse firmemente en su mente. Lo que cada persona tenía en común, sin embargo, es que él o ella se decidió a comenzar, a pesar del miedo, la autocrítica, el perfeccionismo, la indecisión y el resentimiento.

La PNL (un acercamiento a la comunicación y al desarrollo personal) – particularmente los libros de Tony Robbins, *Poder sin límites* y *Despertando al gigante que lleva dentro* – contienen innumerables técnicas poderosas para el cambio que van mucho más allá del alcance de este libro y te ayudarán en tu viaje hacia una alta autoestima.

Lidiando con las estaciones

Si vives en un lugar con estaciones marcadas, las duras condiciones del invierno pueden desanimarte de hacer ejercicio.

Yo dejo de andar en bicicleta por completo en el otoño y el invierno porque no me gusta hacerlo cuando tengo frío. Cuando es temporada, doy paseos en bicicleta por lo menos 2-3 veces a la semana. Por lo tanto, fuera de temporada significa mucho tiempo de ejercicio perdido debido al clima.

En consecuencia, cambio a actividades físicas bajo techo. Puedo pasar más tiempo en el gimnasio de escalada, nadar más y jugar más al tenis en interiores. Aun así, me gusta hacer ejercicio en exteriores si hace buen clima (los paseos largos pueden ser agradables, incluso si hace frío), pero ya no es mi principal fuente de actividad física.

Si comenzaste a ejercitarte, digamos en junio, y para el mes de octubre dejas de andar en bicicleta debido al clima, tendrías una alta probabilidad de perder tu nuevo hábito. Tres a seis meses de actividad física reducida es mucho, incluso para una persona que tiene un fuerte hábito de ejercicio.

Al considerar qué deportes practicar, no olvides tener al menos un deporte que se pueda practicar bajo techo (y no, el ajedrez no cuenta). Sin embargo, esto no significa que tengas que practicarlo en interiores durante el verano; jugar al tenis al aire libre en un día cálido y soleado siempre es mejor que hacerlo bajo techo. Los beneficios del ejercicio físico no solo se tratan del ejercicio en sí, sino también de recibir los rayos del sol y disfrutar del buen clima al aire libre siempre que sea posible.

OTRAS CUESTIONES RELACIONADAS CON EL EJERCICIO: BREVE RESUMEN

1. Otras personas pueden reafirmar o poner fin a tus resoluciones, pero solo si se lo permites. Si tienes un amigo o familiar que no te apoya y te critica o se burla de ti por intentar cambiar tus hábitos, contrarresta su influencia negativa con amigos positivos y que te brinden su apoyo.

Si no tienes amigos que te puedan apoyar, elige un deporte que normalmente se practica con otras personas. Esta es una manera fácil de conocer a otras personas que te apoyarán.

Como alternativa, busca apoyo en línea. Visitar foros o redes sociales frecuentados con otras personas orientadas al ejercicio te ofrecerá numerosas oportunidades para obtener consejos, inspiración y, posiblemente, desarrollar nuevas amistades.

2. Establecer expectativas poco realistas te dificultará el cumplimiento de tus nuevas resoluciones. Cada vez que te inicies en un nuevo deporte, infórmate sobre las metas realistas que

puedes lograr y evita caer en la trampa de pensar que eres especial y vas a vencer al promedio. Si lo logras, eso es genial. Pero si no, eso no debe disuadirte de hacer ejercicio solo porque no pudiste lograr algo que muy poca gente logra.

Para evitar compararte con otros, enfócate en tus habilidades y tus límites. Siempre y cuando realices un esfuerzo para salir de tu propia zona de confort y hagas todo lo posible para mejorar, estás en el camino correcto.

No olvides que compararte con otras personas que tienen cuerpos, habilidades, experiencia previa con deportes, etc. diferentes a ti tiene poco sentido, porque hay demasiadas variables que influyen en el desempeño.

3. El pesimismo, la baja autoeficacia y la baja autoestima pueden hacerte propenso a la autocrítica.

Si quieres lidiar con el pesimismo considera prestar más atención a las personas, los hábitos, los comportamientos y los lugares a tu alrededor; así como expresar más gratitud en tu vida.

Para desarrollar más autoeficacia para el ejercicio concéntrate en lograr pequeñas victorias que, de forma lenta pero segura, desarrollarán tu confianza y te ayudarán a disminuir la renuencia a asumir mayores desafíos.

Lidiar con una baja autoestima por lo general toma algunos largos años. Sin embargo, el primer paso es siempre el mismo: todo comienza con hacer lo que una persona con alta autoestima haría, a pesar de sentirte aprensivo al respecto. Remodelar tus respuestas, hábitos, patrones de pensamiento, y comportamientos automáticos te ayudará si desarrollas una mayor conciencia de tus tendencias reductoras de autoestima para que pueda eliminarlas.

4. Si vives en un lugar con inviernos fríos que hacen difícil o imposible ejercitarte al aire libre, no olvides tener al menos una opción para ejercitarte bajo techo. No cometas el error de hacer ejercicio en la primavera, el verano y el otoño, y luego tomarlo con calma en el invierno, ya que está casi garantizado que no serás capaz de volver a tu hábito cuando llegue la próxima estación.

Epílogo

La mayoría de las personas requieren de unos cuantos intentos antes de poder establecer un hábito permanente de ejercicio. Tendrás que probar algunos deportes diferentes, desanimarte más de un par de veces, y seguir analizando la situación hasta que encuentres una rutina que te funcione. Tal vez también tendrás que replantear algunos de tus pensamientos o comportamientos, y actuar a pesar de la indecisión o el perfeccionismo.

Sin embargo, todo valdrá la pena. Un fuerte hábito de ejercicio no solo te proporcionará una variedad de beneficios para la salud, sino que también mejorará tu calidad de vida en general. Te sentirás más feliz, más productivo y menos propenso a las emociones negativas.

Sin duda, el ejercicio puede cambiar tu vida, al igual que ha cambiado la mía. Ten la seguridad de que unos pocos cambios en tu vida te recompensarán con mayores beneficios que ejercitarte constantemente y usar tu cuerpo de tantas maneras (divertidas) como sea posible.

Como recordatorio final – un mensaje clave por así decirlo – aquí están las cinco pautas más importantes para introducir más actividad física en tu vida y atenerte a ella:

1. Las razones superficiales para ejercitarte (mejor apariencia, estatus, etc.) pueden ayudarte a motivarte, pero la principal forma de mantener tu motivación a largo plazo es hacerlo porque aumenta tu calidad de vida. Las razones intrínsecas para ejercitarte – la autosuperación, el disfrute, desafiarte, y expresarte – siempre te llevarán más lejos que solo querer tener un cuerpo agradable.

2. No subestimes el poder de la diversión, porque a la larga es la única manera de hacer mucho ejercicio cada semana y esperarlo con entusiasmo la siguiente.

Las clases aburridas fitness, los deportes que no se adaptan a tus fortalezas y preferencias, y los ejercicios que estás haciendo porque "se supone que deberías hacerlos" no son útiles para la apropiada formación del hábito. Comienza tu jornada de acondicionamiento físico averiguando qué es lo que te emociona, y promete que te volverás muy bueno para ello, al mismo tiempo que lo disfrutas, no sudas la gota gorda, ni odias cada momento del mismo.

3. No estás ahorrando tiempo al no hacer ejercicio. En todo caso, te estás involucrando en una mala transacción al ahorrarte, digamos 30 minutos al día, solo para perder una hora adicional de productividad y aumentar el riesgo de sufrir trastornos de la salud que consumen mucho tiempo. Poner pretextos para no ejercitarte debido a la falta de tiempo también es una decisión: la decisión de decir que no a tu salud y sufrir las consecuencias más adelante.

4. La recuperación y tener un método inteligente para ejercitarse por lo general son una parte crucial de cada rutina para alguien que se dedica a la actividad física unas cuantas veces por semana. No esperes siempre tener mucha energía y vivir una vida sin dolor si estas omitiendo el calentamiento adecuado, dormir lo suficiente, llevar una dieta saludable, prestar atención a la técnica adecuada durante el

ejercicio, y dar a tu cuerpo otras oportunidades para recargarse.

5. No te agobies. Si asocias el ejercicio con algo difícil de introducir, siempre pensarás en él en términos de fuerza de voluntad y autodisciplina. En su lugar, tómalo como una forma de juego, de autodescubrimiento y de expresión personal.

Por último, pero definitivamente no menos importante, por favor ten en cuenta que mi libro solo puede ofrecerte algunas herramientas y pautas para comenzar a ejercitarte. La segunda parte de la ecuación – las acciones que tomas – es lo único que tiene el poder de cambiar tu vida.

En el pasado, yo solía leer decenas de libros solo para terminar uno y comenzar el siguiente sin tener en cuenta los consejos prácticos que el autor recomendó en el libro. Fue solo cuando cambié mi forma de proceder, poniendo en práctica los consejos, que los libros de no ficción, artículos, y otro tipo de recursos, que las cosas comenzaron a funcionarme.

¿Te funcionará este libro? La respuesta ahora está en tus manos.

Suscríbete a mi boletín informativo

Me gustaría seguir en contacto contigo. Suscríbete a mi boletín y podrás escuchar acerca de mis nuevos lanzamientos, recibirás artículos gratuitos, podrás participar en sorteos y recibirás otros correos electrónicos valiosos creados por mí.

Aquí está el enlace para suscribirte: http://www.profoundselfimprovement.com/boletin

¿Podrías ayudar?

Me gustaría escuchar tu opinión sobre mi libro. En el mundo editorial existen pocas cosas más valiosas que las reseñas honestas de una amplia variedad de lectores.

Tu reseña ayudará a otros lectores decidir si mi libro es para ellos. También me ayudará a llegar a más lectores al incrementar la visibilidad de mi libro.

Sobre Martin Meadows

Martin Meadows es el seudónimo de un autor que ha dedicado su vida al crecimiento personal. Constantemente él se reinventa al hacer cambios drásticos en su vida.

A lo largo de los años, él: ha ayunado regularmente por más de 40 horas, se ha enseñado a sí mismo dos lenguas extranjeras, ha perdido más de 13 kilos en 12 semanas, ha manejado varios negocios en diferentes industrias, ha tomado baños de agua fría, ha vivido en una pequeña isla tropical en un país extranjero por varios meses, y escrito en un mes el equivalente a una novela de 400 páginas en pequeñas historias.

Aun así, la auto-tortura no es su pasión. A Martin le gusta probar sus límites para descubrir qué tan lejos llega su zona de confort.

Sus hallazgos (basados en experiencias personales y estudios científicos) le han ayudado a mejorar su vida. Si estás interesado en poner a prueba tus límites y aprender cómo convertirte en la mejor versión de ti mismo, amarás los trabajos de Martin.

Puedes leer sus libros aquí:

http://www.amazon.com/author/martinmeadows.

© Copyright 2017 por Meadows Publishing. Todos los derechos reservados.

Traducido de inglés por Paola Hernández.

La reproducción total o parcial de esta publicación sin un consentimiento expresado por escrito queda estrictamente prohibida. El autor aprecia que se haya tomado el tiempo para leer su trabajo. Por favor considere dejar una reseña en donde compró el libro, o comentar a sus amigos sobre éste para ayudarnos a correr la voz. Gracias por apoyar nuestro trabajo.

Se han hecho esfuerzos para asegurar que la información en este libro es precisa y completa. Sin embargo, el autor y editor no garantizan la precisión de la información, texto o gráficos contenidos en el libro debido a la rápidamente cambiante naturaleza de la ciencia, la investigación, hechos conocidos y desconocidos, y el Internet. El autor y editor no se hacen responsables por errores, omisiones o la contraria interpretación de la materia en el presente. Este libro es presentado con propósitos únicamente motivacionales e informativos.

[1] Oaten, M.; Cheng, K. (2006); "Longitudinal gains in self-regulation from regular physical exercise." *British Journal of Health Psychology* 11 (4): 717–733. DOI: 10.1348/135910706X96481.

[2] Resumen Estadísticas de Salud: Encuesta Nacional de Entrevistas de Salud (2014); "Tabla A-14a. Distribuciones porcentuales ajustadas por edad (con errores estándar) de participación en actividades aeróbicas de ocio y de fortalecimiento muscular que cumplen con las pautas federales de actividad física de 2008 entre adultos mayores de 18 años, según características seleccionadas: Estados Unidos, 2014."

[3] Rye, J. A.; Rye, S. L.; Tessaro, I.; Coffindaffer, J. (2009); "Perceived barriers to physical activity according to stage of change and body mass index in the west Virginia Wisewoman population." *Women's Health Issues* 19 (2): 126–134. DOI: 10.1016/j.whi.2009.01.003.

[4] Ryan, R. M.; Deci, E. L. (2000). "Self-determination theory and the facilitation of intrinsic motivation, social development, and well-being". *American Psychologist* 55 (1): 68–78. DOI: 10.1037/0003-066X.55.1.68.

[5] Gagné, M.; Deci, E. L. (2005) "Self-determination theory and work motivation." *Journal of Organizational Behavior* 26 (4): 331–362. DOI: 10.1002/job.322

[6] Cho, Y. J.; Perry, J. L. (2012) "Intrinsic Motivation and Employee Attitudes: Role of Managerial Trustworthiness, Goal Directedness, and Extrinsic Reward Expectancy." *Review of Public Personnel Administration* 32 (4): 382–406. DOI: 10.1177/0734371X11421495

[7] Crane, M. M.; Tate, D. F.; Finkelstein, E. A.; Linnan, L. A. (2012); "Motivation for Participating in a Weight Loss Program and Financial Incentives: An Analysis from a Randomized Trial". *Journal of Obesity* 2012: 290589. DOI: 10.1155/2012/290589.

[8] Ryan, R. M.; Deci, E. L. (2000). "Self-determination theory and the facilitation of intrinsic motivation, social development,

and well-being". *American Psychologist* 55 (1): 68–78. DOI: 10.1037/0003-066X.55.1.68.

[9] Ryan, R. M.; Frederick, C. M.; Lepes, D.; Rubio, N.; Sheldon, K. M. (1997); "Intrinsic Motivation and Exercise Adherence." *International Journal of Sport Psychology* 28: 335–354.

[10] Grant, A. (2013). *Dar y recibir: Un enfoque revolucionario para conseguir el éxito*. Viking Press.

[11] Grant, A. M., & Berg, J. M. (2011). Prosocial motivation at work: When, why, and how making a difference makes a difference. In K. Cameron & G. Spreitzer (Eds.), *The Oxford Handbook of Positive Organizational Scholarship*. Nueva York: Oxford University Press.

[12] Uysal, M.; Jurowski, C. (1994). "Testing the push and pull factors". *Annals of Tourism Research* 21 (4): 844–846. DOI: 10.1016/0160-7383(94)90091-4.

[13] Irwin, B. C.; Scorniaenchi, J.; Kerr, N. L.; Eisenmann, J. C.; Feltz, D. L. (2012); "Aerobic exercise is promoted when individual performance affects the group: a test of the Kohler motivation gain effect." *Annals of Behavioral Medicine: a Publication of the Society of Behavioral Medicine* 44 (2): 151–9. DOI: 10.1007/s12160-012-9367-4.

[14] Feltz, D. L.; Irwin, B. C.; Kerr, N. (2012); "Two-player partnered exergame for obesity prevention: using discrepancy in players' abilities as a strategy to motivate physical activity." *Journal of Diabetes Science and Technology* 6 (4): 820–7. DOI: 10.1177/193229681200600413.

[15] Duhigg, C. (2012). *El poder de los hábitos: por qué hacemos lo que hacemos y cómo cambiar*. Cornerstone Digital.

[16] Clear, J. The 3 R's of Habit Change: How To Start New Habits That Actually Stick. Extraído el 10 de diciembre de 2015, de http://jamesclear.com/three-steps-habit-change

[17] Babauta, L. The Four Habits that Form Habits. Extraído el 10 de diciembre de 2015, de http://zenhabits.net/habitses/

[18] Booth, F. W., Roberts, C. K., Laye, M. J. (2012); "Lack of exercise is a major cause of chronic diseases." *Comprehensive Physiology* 2 (2): 1143–211. DOI: 10.1002/cphy.c110025.

[19] I-Min, L.; Shiroma, E. J.; Lobelo, F.; Puska, P.; Blair, S. N.; Katzmarzyk, P. T. (2012); "Effect of physical inactivity on major non-communicable diseases worldwide: an analysis of burden of disease and life expectancy." *The Lancet*. Publicado en línea el 18 de julio de 2012. DOI: 10.1016/S0140-6736(12)61031-9.

[20] Ekelund, U. et al (2015); "Activity and all-cause mortality across levels of overall and abdominal adiposity in European men and women: the European Prospective Investigation into Cancer and Nutrition Study (EPIC)." *American Journal of Clinical Nutrition* 101 (3): 613–621. DOI: 10.3945/ajcn.114.100065

[21] Health.gov, Physical Activity Guidelines, Extraído el 15 de diciembre de 2015, de http://health.gov/paguidelines/guidelines/adults.aspx

[22] Craft, L. L; Perna, F. M. (2004); "The benefits of exercise for the clinically depressed." *Primary Care Companion to the Journal of Clinical Psychiatry* 6 (3): 104–111.

[23] Broman-Fulks, J. J.; Berman, M. E.; Rabian, B. A.; Webster M. J. (2004); "Effects of aerobic exercise on anxiety sensitivity." *Behaviour Research and Therapy* 42 (2): 125–136. DOI: 10.1016/S0005-7967(03)00103-7.

[24] Carek, P. J.; Laibstain, S. E.; Carek, S. M. (2011); "Exercise for the treatment of depression and anxiety." *International Journal of Psychiatry in Medicine* 41 (1): 15–28. DOI: 10.2190/PM.41.1.c.

[25] Elavsky, S. (2010); "Longitudinal examination of the exercise and self-esteem model in middle-aged women." *Journal of Sport & Exercise Psychology* 32 (6): 862–80.

[26] Pretty, J., Peacock, J., Sellens, M., Griffin, M. (2005); "The mental and physical health outcomes of green exercise." *International Journal of Environmental Health Research* 15 (5): 319–37. DOI: 10.1080/09603120500155963.

[27] Griffin, É. W.; Mullally, S.; Foley, C.; Warmington, S. A.; O'Mara S. M.; Kelly A. M. (2011); "Aerobic exercise improves hippocampal function and increases BDNF in the serum of

young adult males." *Physiology and Behavior* 104 (5): 934–41. DOI: 10.1016/j.physbeh.2011.06.005.

[28] Intlekofer, K. A.; Cotman, C. W. (2013); "Exercise counteracts declining hippocampal function in aging and Alzheimer's disease." *Neurobiology of disease* 57: 47–55. DOI: 10.1016/j.nbd.2012.06.011.

[29] von Thiele Schwarz, U.; Hasson, H. (2011); "Employee self-rated productivity and objective organizational production levels: effects of worksite health interventions involving reduced work hours and physical exercise." *Journal of Occupational and Environmental Medicine* 53 (8): 838–44. DOI: 10.1097/JOM.0b013e31822589c2.

[30] Puetz, T. W.; Flowers, S. S.; O'Connor, P. J. (2008); "A randomized controlled trial of the effect of aerobic exercise training on feelings of energy and fatigue in sedentary young adults with persistent fatigue." *Psychotherapy and Psychosomatics* 77 (3): 167–74. DOI: 10.1159/000116610.

[31] Steinberg, H.; Sykes, E. A.; Moss, T.; Lowery, S.; LeBoutillier, N.; Dewey, A. (1997); "Exercise enhances creativity independently of mood." *British Journal of Sports Medicine* 31: 240–245. DOI: 10.1136/bjsm.31.3.240.

[32] Youngstedt, S. D. (2005); "Effects of exercise on sleep." *Clinics in sports medicine* 24 (2): 355–65. DOI: 10.1016/j.csm.2004.12.003.

[33] Gonzalez, J. T.; Veaseya, R. C.; Rumbold, P. L. S.; Stevenson, E. J. (2013); "Breakfast and exercise contingently affect postprandial metabolism and energy balance in physically active males." *British Journal of Nutrition* 110 (4): 721–732. DOI: 10.1017/S0007114512005582.

[34] Ariyoshi, M. et al. (1996); "Efficacy of aquatic exercises for patients with low-back pain." *The Kurume Medical Journal* 46 (2): 91–96. DOI: 10.2739/kurumemedj.46.91

[35] Waller, B.; Lambeck, J.; Daly, D. (2009); "Therapeutic aquatic exercise in the treatment of low back pain: A systematic review." *Clinical Rehabilitation* 23 (1): 3–14. DOI: 10.1177/0269215508097856.

[36] Suzuki S. (2011), *Mente zen, mente de principiante*, Shambhala Publications; edición de aniv.

[37] Trapani, G. (2007, 24 de julio). Jerry Seinfeld's Productivity Secret. Extraído el 21 de diciembre de 2015, de http://lifehacker.com/281626/jerry-seinfelds-productivity-secret

[38] Johnson, F.; Wardle, J. (2011); "The association between weight loss and engagement with a web-based food and exercise diary in a commercial weight loss programme: a retrospective analysis." *International Journal of Behavioral Nutrition and Physical Activity* 8: 83. DOI: 10.1186/1479-5868-8-83.

[39] Karageorghis, C. I.; Priest, D. L. (2012); "Music in the exercise domain: a review and synthesis (Part I)." *International Review of Sport and Exercise Psychology* 5 (1): 44–66. DOI: 10.1080/1750984X.2011.631026.

[40] Arkes, H. R.; Blumer, C. (1985); "The psychology of sunk costs." *Organizational Behavior and Human Decision Processes* 35: 124–140. DOI: 10.1016/0749-5978(85)90049-4.

[41] Frappier, J.; Toupin, I.; Levy, J. L.; Aubertin-Leheudre, M.; Karelis, A. D. (2013); "Energy Expenditure during Sexual Activity in Young Healthy Couples." *PLOS ONE* 8 (10): e79342. DOI: 10.1371/journal.pone.0079342.

[42] Schoenfeld, B.; Contreras, B. (2013); "Is Postexercise Muscle Soreness a Valid Indicator of Muscular Adaptations?" *Strength & Conditioning Journal* 35 (5): 16–21. DOI: 10.1519/SSC.0b013e3182a61820.

[43] Cheatham, S. W.; Kolber, M. J.; Cain, M.; Lee, M. (2015); "The effects of self-myofascial release using a foam roll or roller massager on joint range of motion, muscle recovery, and performance: a systematic review." International Journal of Sports Physical Therapy 10 (6): 827–838. PMCID: PMC4637917.

[44] Beardsley, C.; Škarabot, J. (2015); "Effects of self-myofascial release: A systematic review." *Journal of Bodywork and Movement Therapies* 19 (4): 747–758. DOI: 10.1016/j.jbmt.2015.08.007.

[45] Pearcey, E.; Bradbury-Squires, D. J.; Kawamoto, J. E.; Drinkwater, E. J.; Behm, D. G., Button, D. C. (2015); "Foam Rolling for Delayed-Onset Muscle Soreness and Recovery of Dynamic Performance Measures." *Journal of Athletic Training* 50 (1): 5–13. DOI: 10.4085/1062-6050-50.1.01.

[46] Hillbert, J. E.; Sforzo, G. A.; Swensen, T. (2003); "The effects of massage on delayed onset muscle soreness." *British Journal of Sports Medicine* 37: 72–75. DOI: 10.1136/bjsm.37.1.72.

[47] Zainuddin, Z.; Newton, M.; Sacco, P.; Nosaka, K. (2005); "Effects of Massage on Delayed-Onset Muscle Soreness, Swelling, and Recovery of Muscle Function." *Journal of Athletic Training* 40 (3): 174–180. PMCID: PMC1250256.

[48] Weerapong, P.; Hume, P.A.; Kolt, G. S. (2005); "The mechanisms of massage and effects on performance, muscle recovery and injury prevention." *Sports Medicine* 35 (3): 235–256. DOI: 10.2165/00007256-200535030-00004.

[49] Nelson, N. (2013); "Delayed onset muscle soreness: Is massage effective?" *Journal of bodywork and movement therapies* 17 (4): 475–482. DOI: 10.1016/j.jbmt.2013.03.002.

[50] Hurley, C. F.; Hatfield, D. L.; Riebe, D. A. (2013); "The effect of caffeine ingestion on delayed onset muscle soreness." *Journal of Strength and Conditioning Research* 27 (11): 3101–3109. DOI: 0.1519/JSC.0b013e3182a99477.

[51] Kraemer, W. J. et al (2006); "The effects of amino acid supplementation on hormonal responses to resistance training overreaching." *Metabolism* 55 (3): 282–291. DOI/10.1016/j.metabol.2005.08.023

[52] Shimomura, J. et al (2010); "Branched-chain amino acid supplementation before squat exercise and delayed-onset muscle soreness." *International Journal Of Sport Nutrition And Exercise Metabolism* 20 (3): 236–244. PMID: 20601741.

[53] Dekkers, J. C.; van Doornen, L. J.; Kemper, H. C. (1996); "The role of antioxidant vitamins and enzymes in the prevention of exercise-induced muscle damage." *Sports Medicine* 21 (3): 213–238. DOI: 10.2165/00007256-199621030-00005.

[54] Connolly, D. A.; McHugh, M. P.; Padilla-Zakour, O. I.; Carlson, L.; Sayers, S. P. (2006); "Efficacy of a tart cherry juice blend in preventing the symptoms of muscle damage." *British Journal of Sports Medicine* 40 (8): 679–683. DOI: 10.1136/bjsm.2005.025429.

[55] Bowtell, J. L.; Sumners, D. P.; Dyer, A.; Fox, P.; Mileva, K. N. (2011); "Montmorency cherry juice reduces muscle damage caused by intensive strength exercise." *Medicine and Science in Sports and Exercise* 43 (8): 1544–51. DOI: 10.1249/MSS.0b013e31820e5adc.

[56] Howatson, G.; McHugh, M. P.; Hill, J. A.; Brouner, J.; Jewell, A. P.; van Someren, K. A.; Shave, R. E.; Howatson, S. A. (2010); "Influence of tart cherry juice on indices of recovery following marathon running." *Scandinavian Journal of Medicine and Science in Sports* 20 (6): 843–52. DOI: 10.1111/j.1600-0838.2009.01005.x.

[57] Kuehl, K. S.; Perrier, E. T.; Elliot, D. L.; Chesnutt, J. C. (2010); "Efficacy of tart cherry juice in reducing muscle pain during running: a randomized controlled trial." *Journal of the International Society of Sports Nutrition* 7 (7): 17. DOI: 10.1186/1550-2783-7-17.

[58] Woods, K.; Bishop, P.; Jones, E. (2007); "Warm-up and stretching in the prevention of muscular injury." *Sports Medicine* 37 (12): 1089–99. DOI: 10.2165/00007256-200838100-00006.

[59] Fradkin, A. J.; Zazryn, T. R.; Smoliga, J. M. (2010); "Effects of warming-up on physical performance: a systematic review with meta-analysis." *Journal of Strength and Conditioning Research* 24 (1): 140–148. DOI: 10.1519/JSC.0b013e3181c643a0.

[60] Gergley, J. C. (2013); "Acute effect of passive static stretching on lower-body strength in moderately trained men." *Journal of Strength and Conditioning Research* 27 (4): 973–977. DOI: 10.1519/JSC.0b013e318260b7ce.

[61] Simic, L.; Sarabon, N.; Markovic, G. (2013); "Does pre-exercise static stretching inhibit maximal muscular

performance? A meta-analytical review." *Scandinavian Journal of Medicine & Science in Sports* 23 (2): 131–148. DOI: 10.1111/j.1600-0838.2012.01444.x.

[62] Herbert, R. D.; Noronha de M.; Kamper, S. J. (2011); "Stretching to prevent or reduce muscle soreness after exercise." *The Cochrane Database of Systematic Reviews* 6 (7): CD004577. DOI: 10.1002/14651858.

[63] Tsatsouline, P. (2008, 18 de diciembre). Pavel: 80/20 Powerlifting and How to Add 110 Pounds to Your Lifts. Extraído en 2016, de http://www.fourhourworkweek.com/blog/2008/12/18/pavel-8020-powerlifting-and-how-to-add-110-pounds-to-your-lifts/.

[64] Herman, S. L.; Smith, D. T. (2008); "Four-Week Dynamic Stretching Warm-up Intervention Elicits Longer-Term Performance Benefits." *Journal of Strength & Conditioning Research* 22 (4): 1286–1297. DOI: 10.1519/JSC.0b013e318173da50.

[65] Khamwong, P.; Paungmali, A.; Pirunsan, U.; Joseph, L. (2015); "Prophylactic Effects of Sauna on Delayed-Onset Muscle Soreness of the Wrist Extensors." *Asian Journal of Sports Medicine* 6 (2): e25549. DOI: 10.5812/asjsm.6(2)2015.25549.

[66] MacMillan, A. (2015, 8 de abril). Do Saunas Help or Hurt Sore Muscles? Extraído el 4 de enero de 2016, de http://www.outsideonline.com/1966201/do-saunas-help-or-hurt-sore-muscles

[67] Cohen, D. A.; Wang, W.; Wyatt, J. K.; Kronauer, R. E.; Dijk, D.; Czeisler, C. A.; Klerman, E. B. (2010); "Uncovering residual effects of chronic sleep loss on human performance." *Science Translational Medicine* 2 (14): 14ra3. DOI: 10.1126/scitranslmed.3000458.

[68] Lim, J.; Dinges, D. F. (2010); "A Meta-Analysis of the Impact of Short-Term Sleep Deprivation on Cognitive Variables." *Psychological Bulletin* 136 (3): 375–389. DOI: 10.1037/a0018883.

[69] Pilcher, J. J.; Huffcutt, A. I. (1996); "Effects of sleep deprivation on performance: a meta-analysis." *Sleep* 19 (4): 318–326.

[70] Halson, S. L. (2014); "Sleep in Elite Athletes and Nutritional Interventions to Enhance Sleep." *Sports Medicine* 44 (1): 13–23. DOI: 10.1007/s40279-014-0147-0.

[71] Pejovic, S.; Basta, M.; Vgontzas, A. N.; Kritikou, I.; Shaffer, M. L.; Tsaoussoglou, M.; Stiffler, D.; Stefanakis, Z.; Bixler, E. O.; Chrousos, G. P. (2013); "Effects of recovery sleep after one work week of mild sleep restriction on interleukin-6 and cortisol secretion and daytime sleepiness and performance." *American Journal of Physiology – Endocrinology and Metabolism* 305 (7): E890-6. DOI: 10.1152/ajpendo.00301.2013.

[72] Lautenbacher, S.; Kundermann, B.; Krieg, J. C. (2006); "Sleep deprivation and pain perception." *Sleep Medicine Reviews* 10 (5): 357–369. DOI: 10.1016/j.smrv.2005.08.001.

[73] Koltyn, KF (2000); "Analgesia después del ejercicio: una revisión." *Sports Medicine* 29 (2): 85–98. DOI: 10.2165/00007256-200029020-00002.

[74] Yamane, M.; Ohnishi, N.; Matsumoto, T. (2015); "Does Regular Post-exercise Cold Application Attenuate Trained Muscle Adaptation?" *International Journal of Sports Medicine* 36 (8): 647–653. DOI: 10.1055/s-0034-1398652.

[75] Glasgow, P. D.; Ferris, R.; Bleakley, C. M. (2013); "Cold water immersion in the management of delayed-onset muscle soreness: Is dose important? A randomised controlled trial." *Physical Therapy in Sport* 15 (4): 228–233. DOI: 10.1016/j.ptsp.2014.01.002.

[76] Pournot, H.; Bieuzen, F.; Louis, J.; Fillard, J. R.; Barbiche, E.; Hausswirth C. (2011); "Time-Course of Changes in Inflammatory Response after Whole-Body Cryotherapy Multi Exposures following Severe Exercise." PLOS ONE 6 (7): e22748. DOI: 10.1371/journal.pone.0022748.

[77] Despain, D. (2015, 30 de abril). A Recovery Ice Bath Isn't (Always) Such a Good Idea. Extraído el 31 de diciembre de

2015, de http://www.outsideonline.com/1971446/recovery-ice-bath-isnt-always-such-good-idea

[78] Lateef, F. (2010); "Post exercise ice water immersion: Is it a form of active recovery?" *Journal of Emergencies, Trauma and Shock* 3 (3): 302. DOI: 10.4103/0974-2700.66570.

[79] Despain, D. (2015, 30 de abril). A Recovery Ice Bath Isn't (Always) Such a Good Idea. Extraído el 31 de diciembre de 2015, de http://www.outsideonline.com/1971446/recovery-ice-bath-isnt-always-such-good-idea

[80] Feruggia, J. (2011, 12 de noviembre). Jason Ferruggia's Renegade Fitness. Extraído el 30 de diciembre de 2015, de http://jasonferruggia.com/my-1-most-bestest-baddest-training-secret-ever/

[81] Berhkan, M. (2011, 27 de septiembre). Fuckarounditis | Intermittent fasting diet for fat loss, muscle gain and health. Extraído el 6 de enero de 2016, de http://www.leangains.com/2011/09/fuckarounditis.html

[82] Bandura, A. (1977); "Self-efficacy: Toward a unifying theory of behavioral change." *Psychological Review* 84 (2): 191–215. DOI: 10.1037/0033-295X.84.2.191.

[83] McNatt, D. B.; Judge, T. A. (2004); "Boundary Conditions of the Galatea Effect: A Field Experiment and Constructive Replication." *Academy of Management Journal* 47 (4): 550–565. DOI: 10.2307/20159601.

www.ingramcontent.com/pod-product-compliance
Lightning Source LLC
Chambersburg PA
CBHW051300250726
48656CB00004B/1407